总主编：张文京　向友余
总主审：许家成

脑瘫儿童
动作技能指导

廖诗芳　胡　菡　编著

U0281876

重庆大学出版社

图书在版编目（CIP）数据

脑瘫儿童动作技能指导 / 廖诗芳，胡菡编著. --重
庆：重庆大学出版社，2020.9（2024.1重印）
（特殊儿童教育康复指导丛书）
ISBN 978-7-5689-1941-8

Ⅰ.①脑… Ⅱ.①廖…②胡… Ⅲ.①小儿疾病—脑
瘫—康复训练 Ⅳ.①R748.09

中国版本图书馆CIP数据核字（2020）第000903号

脑瘫儿童动作技能指导

廖诗芳　胡　菡　编著

策划编辑：陈　曦

责任编辑：唐启秀　　版式设计：陈　曦
责任校对：谢　芳　　责任印制：张　策

*

重庆大学出版社出版发行
出版人：陈晓阳
社址：重庆市沙坪坝区大学城西路21号
邮编：401331
电话：（023）88617190　88617185（中小学）
传真：（023）88617186　88617166
网址：http://www.cqup.com.cn
邮箱：fxk@cqup.com.cn（营销中心）
全国新华书店经销
重庆亘鑫印务有限公司印刷

*

开本：787mm×1092mm　1/16　印张：10.75　字数：183千
2020年9月第1版　　2024年1月第4次印刷
ISBN 978-7-5689-1941-8　定价：68.00元

总序

"特殊儿童教育康复指导丛书" 是为特殊儿童的家长和一线特教老师打造的入门级实践性图书,既有一线特殊教育老师需要的特殊教育知识,又有康复训练技术。

丛书结构

"特殊儿童教育康复指导丛书"秉持教育和康复相结合的理念,分为两种类型:其中一种从特殊教育分类出发,介绍不同障碍类别儿童的教育与康复;另外一种从康复技巧出发,介绍核心课程、心理咨询、辅助技术对特殊儿童的作用。两相结合,让使用者能够更好地理解和运用教育康复理念。

每本书的内容大致分为理论部分、教师部分和家长部分。理论部分力求科学、实用、易懂,便于教师和家长了解相关理论基础;教师部分侧重在学校环境下对学生的教学和康复指导;家长部分侧重在家庭环境下主动巩固和维护学生的能力。介绍的相关基础理论是为了针对教师和家长在不同环境下分别设计契合各自特点的活动方案。

丛书特色

"特殊儿童教育康复指导丛书"不仅强调技术层面的操作性,而且会提供资源支持,比如同质家庭交流平台、互助的团体、可以提供帮助的机构,以及各种有效的在线资源,并不断更新。鼓励家长先接受孩子的特殊性,接受积极的观念,然后找到可以交流和依靠的平台,寻求有效的教育康复。从精神层面讲,这样的支持对特殊儿童的家庭更加重要。

丛书意义

大致可以从以下几个方面来说。

1. 提升教师的专业素养

丛书在介绍特殊教育基础知识的同时,融入了康复的理念和方法。特教老师不仅能了解特殊教育领域的知识和技能,还能广泛了解和学习相关的康复领域知识和技能,并且能够让他们学会两者的结合与运用,在有效提高特殊儿童学习质量的同时,也提升自己的专业素养。

2. 帮助家长真正参与到特殊儿童的康复生活中

通过一定的指导性阅读，丛书能够帮助特殊儿童的家长建立起正确的教育康复态度和知识能力，使其能够配合学校开展较为有效的教育康复家庭活动，建立起家庭与学校、家长与康复人员之间的支持与合作关系。

3. 指引教师跨学科交流、多团队合作，促进教育康复专业建设

本丛书除了在实践层面给予一线教师和学校指导，其理念还倡导跨学科的交流，以及多团队合作。教育康复本身就需要多学科跨专业团队共同合作才能完成工作任务，其合作贯穿所有工作。与特殊教育联系紧密的专业领域，如医学、心理咨询、科技辅具，以及康复中的语言治疗、动作治疗、作业治疗、艺术治疗等的融入，使特殊教育直接受益，也能促进教育康复专业的建设。

4. 本项目在传统出版的基础上，为数字出版做好铺垫

特殊教育因为其个别化教学的特点，对教学方法、教学资源都有着灵活和多样化的要求，通过在线平台和数据库等数字出版形式，能与传统出版相辅相成。

张文京

2019 年 8 月

特殊儿童从人类世界生命诞生伊始就存在，他们的出现和存在是个体生长发育过程中难以避免的问题，是一个哲学命题。他们的生存与生活、康复与教育等是全社会需要共同面对和承担的责任。

脑瘫儿童是众多特殊儿童中的一员。

脑瘫儿童是中枢神经系统损伤导致的感知觉、姿势与动作发育异常的个体，主要为神经内科的病人。脑瘫儿童的动作康复不仅需要医学，也需要心理学与教育学，以及社会学的参与，是多学科、多专业整合的研究与实践领域。在干预对象上，我们从强调以脑瘫儿童为中心，发展为以脑瘫儿童的家庭为中心，将对家长的心理辅导、心理支持、康复技能训练、日常照顾技能训练作为顺利实施脑瘫儿童动作康复训练的基础与必要条件。同时创设脑瘫儿童学习训练的开放性环境，增加脑瘫儿童与其他儿童学习训练、生活互动的机会，促进脑瘫儿童及其他儿童的人格健康成长。

人类的学习活动，包括动作、认知、语言、情绪等的发生与发展，从神经解剖与生理学基础来看，是大脑的锥体系与锥体外系，包括皮质脊髓束、脊髓丘脑束、脊髓小脑束等神经传导路径共同作用的结果。大脑在受损后的功能恢复存在两种截然不同的理论观点，分别是周围学派与中枢学派。周围学派强调机体的内外刺激对神经传导通路，尤其是中枢神经系统功能恢复的影响，中枢学派强调大脑指令对活动的影响。两者所关注的对象虽然不同，但两者所主张的学习理论与学习机制都以刺激-反应传导路径为基础。因此，脑瘫儿童的动作康复新观念应结合这两种理论观点的优势与重点，在临床操作中，一方面运用环境中的刺激引导脑瘫儿童主动探索及操作学习，另一方面运用反射与姿势反应的发育特点，通过身体活动的主动练习经验，最终实现个体的随意与不随意动作与调节能力的提高。

谈到脑瘫儿童的教育与康复训练就一定会涉及肌肉张力、反射、姿势反应等关键问题。其中，脑瘫儿童全身肌肉张力多样化的病理表现是家长最容易观察到的，很快成为教育康复人员与家长的沟通重点。但是，如果医生、教育康复人员、家长仅仅停留在异常肌肉张力的表面现象则很容易走入康复误区。这样提出的原因有很多，主要是希望广大教育康复人员不能仅仅依据个别拆解的现象进行简单、刻板的操作，而是要系统了解脑瘫儿童功能性动作能力背后隐藏的全身紧张性反射的特点（上直下弯或上弯下直）、阶层理论（近端现有能力学习区、主要学习区、远端未来学习区）、学习发展阶段与核心能力（头颈控制阶段、躯干控制阶段、躯干与上肢控制阶段、骨盆控制阶段、下肢控制阶段）、异常肌肉张力分布的学习重点（全弯、上弯下直、上直下弯、全直），在此基础上作出符合脑瘫儿童康复与学习需求的综合判断，在重视情绪和心理的前提下，把引导与诱发作为条件，适当又合理地利用反射、姿势反应与活动控制开展全人的教育康复训练。

脑瘫儿童的日常管理是教育康复的重点，这个观点需要被明确提出来。中枢神经系统的损伤理论能够解释一部分脑瘫儿童全身异常肌肉张力的病理现象，例如痉挛型脑瘫儿童病变在锥体系，以锥体系损伤为主，呈现牵张反射亢进，引起持续性肌紧张呈亢进状态。这种解释在一定程度上也固化了专业人员及普通人的想法，多数人认为，人体各关节的拮抗肌之肌肉张力必须透过外力加以改变，常用手法或技术包括被动牵拉、肌腱松解术、神经阻断术等。这些手法或技术在特定的时期与特定的阶段或许能减轻一些肌肉的挛缩现象，但是，并没有从根本上修复受损的大脑，也没有教会受损的大脑如何学习，还可能因为操作手法过于强硬或明显的疼痛感加剧脑瘫儿童的肌紧张。在这种情况下我们应该如何去理解脑瘫儿童的肌肉张力的平衡与变化呢？正确的观点是：①人体特定部位或关节拮抗肌所呈现的肌肉张力来自大脑的红核与前庭核在得到身体的位置觉等信息后快速诱发的结果；②身体的位置觉信息指的是站立姿、坐立姿、跪立姿、俯趴姿、仰躺姿等摆位姿势下重力作用于前庭觉所接收与传递的信息。人体作为一个生命的载体，这个能力时时刻刻都有，所以，肌肉张力的变化也随时随地在发生。掌握了这个诀窍就可以在脑瘫儿童动作教育中加以运用，我们称之为"24 小时的有效管理"。

正因为如此，脑瘫儿童的教育康复训练一方面需要重视固定时段的有规律的动作教育来促进全身肌肉张力的平衡与神经平衡肌肉力量的动作控制，另一方面也要注重日常静态或动态摆位对全身肌肉张力的平衡或功能性动作能力的持续影响。本书主张脑瘫儿童的动作教育康复需要专业人员、家长的共同参与，目的是对脑瘫儿童的学习训练做到 24 小时的有效管理。同时，因为脑瘫儿童动作康复的多学科综合性与复杂性，需要相关人员认真而持久地学习并掌握有关脑瘫儿童动作发展及教育康复训练的跨专业知识与技能。

为了更好地达成这一目标，本书拟从以下几个方面来讲解脑瘫儿童的动作教育及康复的各项知识与技能，包括脑瘫儿童动作教育概说、脑瘫儿童动作教育的评估技术与脑瘫儿童动作教育的操作技术，以及家长特别要学习和掌握的脑瘫儿童日常养护重点与日常摆位技术。至于对家长的心理辅导与心理支持必须以心理咨询专家为主，必要时要做专业转介。

本书的出版首先要感谢叶仓甫老师。基于叶仓甫老师所创立的神经发展平衡治疗系统，我们整理出脑瘫儿童的评估技术与操作技术，强调 24 小时的日常摆位活动管理、全人个体化疗育、拿捏平衡的教育康复观念。感谢胡菡老师对我在从事脑瘫儿童教育康复上亦师亦友的教导，本书的写作基于我们对大纲深入而细致的讨论，许多材料也来自之前的教学讲义。还要感谢戴旭芳老师提供有关波巴斯理论的相关资料，感谢李宝珍老师在凯伯的动作－知觉学习阶段进行详细理论指导。还要感谢：我的本科生杜明霞、董小娅、甘露对书稿中的错别字或没有写清楚的地方进行标记，提醒我更正，并参与图片的拍摄和整理；出版社编辑陈曦从本书立意之初到截稿，每一步的讨论都令我受益良多；编辑唐启秀耐心而细致地对文字及图片逐字逐句地梳理，与我讨论图片与文字的吻合程度。感谢家人的鼓励与支持，希望此书能被读者喜爱。

廖诗芳

2020 年 5 月 8 日

目录

第一章

脑瘫儿童概述

    脑瘫儿童是众多特殊儿童中的一员，他们与其他障碍儿童的最大差别在于身体姿势与动作控制困难，表现出坐不稳、站不直、行走平衡性差及容易摔跤等特点，一部分损伤严重的脑瘫儿童有可能终其一生都不会坐、不会站、不能行走，严重影响到脑瘫儿童的生活与学习，以及广泛的社会性能力的发展，这给脑瘫儿童的家庭及社会造成了严重的经济及精神负担。

    脑瘫儿童的教育康复训练需要结合医疗、康复、心理、教育和辅助科技等学科，是一个多学科、跨专业的整合型专业，其发展是一个理论与实践辩证统一、相互促进的过程。具体而言，包括理论对实践的指导、实践对理论的验证、理论的上升等学习循环过程。

    本章将对脑瘫儿童的定义、并发症和分类等内容进行阐述，给予专业人员和家长丰富的日常摆位和活动建议，以及动作教育康复的新观念。

第一节　脑瘫儿童的定义和并发症

    脑瘫儿童较之其他障碍儿童而言，典型特征是感知觉 - 动作发育障碍，不能维持身体平衡，不能做出正确动作，并且伴有认知、语言、感知觉等发育障碍。因此，与其他障碍儿童相比较，脑瘫儿童的动作教育康复难度大，需要专业人员和家长共同讨论和解决的问题更多、更复杂。

一、脑瘫儿童的定义

    脑瘫是个体的中枢神经系统在生命早期遭受非进行性损伤或发育障碍所表现

出的一种综合征，主要指个体的运动功能障碍与姿势异常，身体不能保持平衡与做出正确的动作。在医学上，脑瘫儿童指的是从孕期到出生后 2 年内由于中枢神经系统损伤或发育障碍所导致的个体身体、心理及情绪等方面发育异常的儿童。这些儿童脑损伤的部位或发育障碍是非进行性的，但个体所呈现的症状是进行性的。同时，因为脑瘫是中枢神经系统的疾病，中枢神经系统发育障碍或受损所导致的问题常常是复合性的，脑瘫儿童绝大多数为多重障碍儿童，既有动作的问题，也有认知、语言、情绪方面的障碍。

二、脑瘫儿童的并发症

脑瘫是综合性的病症，个体的中枢神经系统损伤呈现复杂多样的生理和心理特征，最主要表现为姿势发育与中枢性运动功能障碍，伴随癫痫、感知觉障碍、视觉与听觉障碍、认知与语言障碍、情绪障碍等并发症。

脑瘫儿童的动作教育康复是十分复杂与困难的，一方面因为损伤的部位在结构与功能上都极其复杂，损伤后所诱发的病症多样，对个体生理机能的发育与结构功能的发育产生直接或间接影响；另一方面因为小儿的各方面发育都十分迅速，中枢神经系统损伤所造成的姿势异常与动作控制障碍很快就继发新的问题，如关节的变形、癫痫症状加重等。这两方面的因素反映出脑瘫儿童的动作教育康复的复杂性。作为专业人员或家长，了解脑瘫儿童的并发症能更好地理解他们的学习、更准确地分析他们的学习重点与核心能力。

（一）癫痫

癫痫是脑瘫儿童最常见的并发症之一。从生理上来看，中枢神经系统损伤之后，大脑通常会出现异常脑电波现象。但通过仪器在大脑中观察到异常脑电波，并不代表临床上有癫痫症状。常见的现象是，个体运动功能、认知、语言等发育障碍之程度较重、脑损伤涉及皮质层时容易出现癫痫的临床症状。

癫痫的发病机制很复杂，在临床上医生常以个体经验来判断是否用药、用药种类与药量。所以，在脑瘫儿童癫痫发作后，建议家长耐心就医，寻访大型、正规儿童医院神经内科为孩子甄选医生。如果控制效果不尽如人意，可以多询问与听取几个医生的建议，最终选择最适合孩子病情的医嘱。在服用癫痫药物期间，建议坚持进行动作教育康复训练，药物治疗与动作教育康复训练相互配合才能帮助大脑中健康的脑细胞获得良好的控制经验，并建立功能，从而达到改善损伤脑细胞异常放电所呈现的癫痫的目的。在临床上并无癫痫发作症状的脑瘫儿童一定要坚持进行动作教育康复训练，这是唯一能使运动中枢的功能得以改善的方法，也是预防癫痫发作的最佳途径。

（二）感知觉障碍

脑瘫儿童主要是运动中枢受到了损伤，与运动中枢毗邻的感觉中枢在大脑损伤时很容易连带受伤，个体表现出皮质型感知觉障碍。皮质型感知觉障碍的特点是形体觉、定位觉、图形觉、两点辨别觉障碍。在日常生活与动作教育康复训练过程中常常观察到脑瘫儿童全身痛觉迟钝、触觉迟钝、身体的空间位置概念缺失，在操控物品或摆弄玩具时用力过猛、缺乏控制、无准确性，严重影响到脑瘫儿童的动作、认知、语言学习，以及社会情绪的发展。家长应该注意观察脑瘫儿童对各种刺激的反应，避免因触觉与痛觉迟钝造成的各种伤害，如给孩子的饮用水尽量为常温水，洗浴水温一定要先进行检测。尽量提供安全的活动训练环境，减少不必要的碰撞等。

（三）视觉与听觉障碍

视觉中枢与听觉中枢分别为枕叶和颞叶，脑瘫儿童的中枢神经系统损伤现象通常也会涉及这两个重要的皮质区及视神经与前庭蜗神经。因此脑瘫儿童多数都伴有视觉障碍，少部分也有听觉障碍。脑瘫儿童的视觉障碍主要表现为斜视和弱视，也有眼睛震颤等情况，极少数个体是全盲。听觉障碍的脑瘫儿童较少，主要是重听，全聋的很少。

视觉与听觉中枢和前庭器官及前庭路径有关系，帮助个体维持身体的平衡及辨识方位，协助动作的学习和运动能力的发展。因此，视觉与听觉障碍会进一步加重脑瘫儿童的运动功能障碍。同时，全盲的脑瘫儿童较之视觉正常的脑瘫儿童情绪更敏感、动作学习更容易焦虑，家长一定要理解孩子的恐惧，要多宽慰与安抚哭闹的孩子，避免直接使用刺激等强硬的手法要求孩子配合训练。听觉障碍的脑瘫儿童建议在条件允许的情况下尽早适配助听器或人工耳蜗，帮助他们感知声音与学习语言。

（四）认知与语言障碍

脑瘫儿童大多数都伴有认知与语言障碍。其中绝大多数为轻度，少数为中重度，仅有约 1/4 的脑瘫儿童智力正常。典型的徐动型脑瘫儿童由于中枢神经系统的损伤部位在基底神经核，不涉及皮质层，智力发育正常。

有一种现象需要专业人员与家长了解：在发育早期智力趋于正常的脑瘫儿童由于后续运动能力发展不足会出现认知与语言发展逐步落后的现象。与之相反，部分脑瘫儿童又因为动作教育康复训练及环境给予了足够的正向影响，其认知与语言能力较之普通儿童没有质的差异，甚至某些心智能力的发展会显现优势。因此，家长及教育康复专业人员一定要重视给予孩子正常的居家生活环境，同时注重提供与创设丰富及广泛的社会性互动机会，如每天能和小伙伴玩耍及游戏、节假日能参加各种庆祝活动，甚至亲自参与表演等。

（五）情绪障碍

脑瘫儿童在脑损伤状况下有时也会表现出情绪控制上的问题。一方面在于情绪中枢的受损，另一方面在于照顾者不适当的教养态度，其中照顾者不适当的教养态度是导致脑瘫儿童出现情绪行为问题的主要原因。在日常生活及康复训练中我们常常能观察到这样的现象，由于脑瘫儿童身体上的病症、活动能力受限、沟通方式少等问题很突出，照顾者容易过度保护或过度协助他们。这种做法导致脑瘫儿童情绪冲动性高、没有机会尝试成功、面对挫折容易气馁及自信心不足、喜欢抱怨他人，以致随着脑瘫儿童年龄的增长最终形成消极、对抗的人格特点。

建议家长与教育康复人员密切配合、与教育康复要求统一，在关照日常生活需要的同时，明确学习训练标准，拿捏好要求与支持的关系，寓教于乐，帮助孩子形成健康、积极、乐观的情绪行为特征。

第二节　脑瘫儿童的分类

脑瘫儿童的外在表现纷繁复杂，容易受到肌肉张力的变化的影响，有时令教育康复人员和家长难以分辨其核心症状，做出不符合脑瘫儿童教育康复需求的日常摆位和活动建议。我们应该从脑瘫儿童的障碍症状的根源去理解脑瘫儿童的教育康复训练需求。脑瘫儿童按照脑损伤的部位及躯体关节的主动肌和拮抗肌之肌肉张力特点，大致可以分为痉挛型、徐动型、协调不良型和松弛型。

一、痉挛型

（一）脑损伤部位与肌肉张力特征

痉挛型脑瘫儿童的脑损伤部位主要是锥体系。由于牵张反射亢进，异常肌肉张力整体呈现高张状态，躯体关节的主动肌和拮抗肌之肌肉张力表现为一高一低或一低一高。脑瘫儿童中约 70% 以上属于这种类型。

（二）认知、语言和身体活动特征

痉挛型脑瘫儿童中的大多数认知发育轻度异常，脑损伤轻症的少数痉挛型脑瘫儿童认知正常，语言发育与认知发育状况相似。痉挛型脑瘫儿童全身关节活动度受限、动态活动困难、活动度低，上肢易屈曲、内收，下肢易伸展内夹。

（三）摆位和活动建议

针对粗大动作发展控制阶段处于骨盆及以上的脑瘫儿童，在日常生活或摆位活动中，建议家长让孩子进行大量的翻身活动或协助下的翻身活动；休息时，以俯趴姿摆位为主。在摆位活动中，搭配有趣的发声发光玩具，吸引脑瘫儿童动手进行操作。需要注意的是，当脑瘫儿童出现体力不足或疲劳现象时，家长或照顾者应该及时让孩子休息，切勿过度操作。

轻度痉挛型脑瘫儿童站立行走较早，教育康复训练人员容易把明显的功能性目标——行走作为康复重点。痉挛型脑瘫儿童只要具备行走能力，主要功课就是大量的行走训练或爬楼梯训练。殊不知，痉挛型脑瘫儿童能站立与行走时，其动作发育控制能力相当于 1 岁左右普通儿童的控制能力，骨盆控制阶段尚有单手扶物半跪姿、独立半跪姿、交替半跪等几个目标需要达成。大量的行走训练对于一个构造不稳定的身体而言属于超前超支练习，很快将衍生出许多代偿性肌肉张力，主要表现在髋关节、膝关节和踝关节，如臀中肌挛缩、髂腰肌挛缩、股四头肌挛缩、小腿尖足肌群挛缩等。训练强度越大代偿反应越迅速与明显。随着时间的推移，甚至会出现小腿尖足肌群与膝屈曲肌同时挛缩或紧缩，同时，因为身体左右两侧在控制能力上的差异，极易导致骨盆歪斜、下肢股骨与胫骨发育长短不一致。

综合以上情况来看，轻度痉挛型脑瘫儿童的行走训练如果盲目开展，隐患太多、得不偿失，建议动作教育康复老师及家长慎重考虑。当然，这样的行走问题对日常生活中的短距离移行妨碍并不大。

总体来讲，痉挛型脑瘫儿童的动作教育康复训练应依照动作能力发展的顺序从头颈、躯干、躯干与上肢、骨盆到下肢，运用神经发展平衡治疗系统的关键理论来落实，切勿随意更改。

二、徐动型

（一）脑损伤部位与肌肉张力特征

徐动型脑损伤的部位主要在锥体外系，异常肌肉张力整体呈现高张状态，少部分儿童全身异常肌肉张力整体呈现低张状态，躯体关节的主动肌和拮抗肌之肌肉张力表现为忽高忽低。约 15% 的脑瘫儿童属于这种类型。

（二）认知、语言和身体活动特征

徐动型脑瘫儿童普遍认知发展较好，语言发育障碍以构音异常为主，脑损伤严重者甚至终身无语言。面部肌肉控制较差，表情丰富，情绪敏感，随着年龄的增加肌肉张力通常会不断改变。

（三）摆位和活动建议

徐动型脑瘫儿童的躯体关节的主动肌和拮抗肌之肌肉张力表现为忽高忽低，全身活动较痉挛型脑瘫儿童多，并且活动幅度大而有力，日常摆位不容易稳定，需要用固定带进行固定，相应地，脑瘫儿童的体能消耗就很大。对徐动型脑瘫儿童进行照料的家长的体力付出也十分巨大。因此，在对徐动型脑瘫儿童进行日常摆位时，使用具有固定带的辅具能帮助孩子维持正确的姿势或协助其进行活动，也能减少成人的体力支出。

障碍程度严重的徐动型脑瘫儿童，其上肢功能容易受到非对称性颈部张力反射的影响而出现障碍，同时，其头颈部位的控制也受到影响，成熟发育困难。这种影响甚至持续终生。在日常生活中，应根据徐动型脑瘫儿童身体左右两侧的张力分布特点，对其进行协助下的侧躺姿摆位，有时，也需要做协助下的俯趴姿摆位。徐动型脑瘫儿童如果在早期动作教育康复训练中双上肢支撑和手部功能顺利发展出来，那么骨盆及其下肢的运动功能也就有条件得以发展。但是，仍然有少数徐动型脑瘫儿童在双上肢及手功能较差的情况下也会行走，但步态较差。并且，长期代偿性行走容易导致骨科的异常发育。骨科发育异常会不断加重身体构造的异常与肌肉张力的失衡现象。建议家长协助徐动型脑瘫儿童每日坚持康复训练，避免过度的功能性活动，如行走、上下楼梯等。

三、协调不良型

（一）脑损伤部位与肌肉张力特征

协调不良型脑损伤的部位主要在小脑，全身异常肌肉张力整体呈现低张状态，躯体关节的主动肌和拮抗肌之肌肉张力表现为忽高忽低。脑瘫儿童中约10%属于这种类型。

（二）认知、语言和身体活动特征

协调不良型脑瘫儿童认知发展通常呈现轻中度损伤，语言发育障碍以构音异常为主，脑损伤严重的协调不良型脑瘫儿童只会发极少的单字、单词，甚至没有语言。其与徐动型脑瘫儿童在动作控制上有类似之处，比如，全身关节双侧拮抗肌功能失调，在进行对抗重力的重心转移活动时呈现"晃动"现象，活动速度越快"晃动"越明显，他们常常因此摔跤、跌倒。在上下楼梯时，难度更大，需要大量手部的代偿或支持。

（三）摆位和活动建议

协调不良型脑瘫儿童由于全身肌肉张力较低，如果过早进行没有保护的站立或被动牵行，容易出现严重的膝反张、骨盆构造前转等现象，致使臀大肌与髂腰肌的平衡发展变得十分困难。因此，这一类型脑瘫儿童的动作训练重点是利用全身伸展肌肉张力发育的优势去帮助学习区伸展肌肉张力提升的同时，着重促进学习区乃至全身弯曲控制的本体觉及肌肉张力的发展，在增加动作活动经验的同时获得肌力的发展，从而促进动作控制能力的进步。

四、松弛型

（一）脑损伤部位与肌肉张力特征

松弛型脑瘫儿童脑损伤的部位尚不明确，全身异常肌肉张力整体分布为低张状态，也即双侧拮抗肌之肌肉张力均为低张。脑瘫儿童中极少属于这种类型。

（二）认知、语言和身体活动特征

松弛型脑瘫儿童认知发育状况不容乐观，绝大多数为中度或重度智力障碍，语言发展明显落后于普通儿童。他们与协调不良型脑瘫儿童相比全身肌肉张力显得更低，整体活动度差（体能差），喜欢相对静态的摆位，如趴姿、躺姿、坐姿等。

（三）摆位和活动建议

维持关节活动相对应的主动肌和拮抗肌中缩短的一方之肌肉张力极易从松弛状态直接变成紧缩状态，致使关节活动度受限或直接固定锁住，严重时表现为关节的变形。建议家长尽早开展动作训练，注重日常的动态摆位活动，如翻身练习等。希望通过大肌肉动作的发育带动感知觉系统的发育，以及增加感知觉信息的输入，从而促进中枢神经系统的发育。在粗大运动功能活动的基础上不断加入有趣的生活及游戏活动内容，最终促进认知、语言、情绪心理的整体发展。家长或照顾者尽量避免提早将认知与语言学习作为孩子的发展重点，扰乱学习发展的顺序，否则，康复过程会变得更为艰难。

脑瘫儿童动作康复与教育的方法

  脑瘫儿童的康复与教育活动从 20 世纪 50 年代就已经开始，从胚胎发育学、妇产医学、儿科学、骨科学、肌肉动力学、神经病学，到康复医学，以及教育学与心理学等，这是一个涉及多学科的交叉整合性学科。针对脑瘫儿童的治疗、康复与教育的技术与方法很多，其中最主要的是神经发育学治疗法和功能训练学派。本书着重介绍与推广神经发育学治疗法，尤其是物理治疗师叶仓甫所创立的神经发展平衡疗法。除此以外，还有一些辅助疗法，如手术、针灸、按摩等。脑瘫儿童常常患有癫痫、心脏病与肺部疾病，因此，康复与教育、动作教育康复与药物治疗的结合是脑瘫儿童临床诊治的重点，也是广大脑瘫儿童教育康复工作者学习的重点。

第一节　脑瘫儿童教育康复之波巴斯疗法

  神经发育促进技术（neurodevelopment treatment,NDT）的主要方法是神经发育学治疗法，它是由英国医学博士、小儿神经病学者卡尔·波巴斯（Karl Bobath）及其夫人物理治疗师贝尔塔·波巴斯（Berta Bobath）在 20 世纪 50 年代共同合作所创建的治疗方法，称为"波巴斯疗法"。该疗法是一种临床研究中被证实治疗中枢性运动障碍的有效方法，适用于小儿及成人。其疗效在于抑制异常姿势与运动模式，促通正常的姿势与运动模式，并在一定程度上有防止关节变形、肌肉挛缩的效果。临床操作手法易于理解与学习，可在医院应用，也可用于家庭疗育，是一种被国际公认的有效方法，目前正被各国康复医学工作者广泛应用。

一、波巴斯分析小儿脑瘫的基本观点

波巴斯从神经发育学的角度分析脑瘫，提出脑瘫儿童存在运动发育的未成熟性和运动发育的异常性基本观点：

（1）脑瘫是脑组织在正常发育中受到损伤，导致运动功能发育迟缓或停止，波巴斯称此种情况为运动发育的未成熟性。

（2）波巴斯认为，运动机能的整合中枢包括脊髓、脑干、小脑和皮质四个水平。下位中枢受上位中枢的控制，皮质锥体系起抑制作用，锥体外系起兴奋和抑制作用，小脑和脊髓起兴奋作用。脑损伤后，高级中枢神经系统的抑制调节作用减弱，出现异常姿势反射、异常运动的释放症状，即多种原始反射亢进的异常姿势和异常运动。

脑瘫与成人的脑出血完全不同，因为脑出血是发生在成熟的脑组织上。脑瘫儿童的脑损伤后，运动发育向异常方向发展，脑瘫儿童因体会不到正常运动、正常姿势、正常肌紧张的感受，相反却不断体会异常的感觉，在神经系统中逐渐形成异常传导通路，长期下去这种异常姿势与异常运动就会固定下来，因而脑瘫儿童的异常姿势与异常动作逐渐明显，症状逐渐加重。

波巴斯认为："脑性瘫痪的临床症状至少在青春期前是进行性的。"这一点我们在临床实践中也深有体会。一个脑瘫儿童，如果不能被及时治疗，随着年龄增长，症状会愈来愈严重。所以波巴斯主要采用抑制异常姿势、促通正常姿势的方法治疗脑瘫。

波巴斯认为，马格纳斯（Magnus）的理论向我们提供了一种可以从周围通过传入影响中枢的方法，通过改变脑瘫儿童的异常姿势，使兴奋和抑制的过程在中枢内的分布变得较为正常，以后其向周围的传出也变得正常，这也是波巴斯提倡用反射抑制模式（反射抑制模式）修正脑瘫儿童的异常姿势的理论基础。

二、波巴斯疗法的治疗原则

（一）学习基本姿势与基本运动模式

每一种技能活动均是以姿势控制、翻正反应、平衡反应、其他保护性反应、抓握与放松等基本模式为基础而发生的。可以通过关键点（这些点可影响身体其他部位或肢体的肌张力，如胸骨柄中下段、头、颈、躯干、手指等）的控制诱导患者逐步学会正常的运动模式。

（二）抑制异常的动作模式

依据人体的正常发育过程及关节活动的生理机制，抑制异常的姿势或动作模式，对上肢或下肢伸肌群痉挛，要采取肘关节屈曲、膝关节屈曲；对屈肌痉挛，要采取外展、外旋肘关节，背屈踝关节，这种方法就是反射性抑制姿势。这样就开放了原来就存在的正常的运动感觉刺激传导通路，起到了促通的作用。

（三）学习运动的感觉

在脑瘫等中枢神经疾患的患者身上，传入冲动往往绕过正常通路而优先传到（即短路）少数已发生异常反射或运动模式的突触链中，因此患者对刺激的反应，总是呈现异常的模式。波巴斯认为通过其设计的反射抑制模式，可以关闭通向异常运动神经元的通路，打通通向较正常运动的神经元的通路，通过正常运动反射的促通或学习来体验正常运动的感觉和活动。

波巴斯治疗的总目标就是通过一定手法，抑制异常姿势，促进立直反射与平衡反射，形成人生最重要的自动反射，促进肌系统正常协调，使主动肌与拮抗肌保持协调，使脑瘫儿童能不断地获得正常感觉运动的经验，逐步获得翻身、爬行、独坐、站立等人生最基本的运动功能。

三、波巴斯疗法的主要技术

（一）反射抑制模式

反射抑制模式是一种为了对抗原有的痉挛引起的异常姿势而进行的被动运动，特别被用来抑制不正常动作模式及与不正常姿势有关的不正常张力，目的在于帮助痉挛肌的拮抗肌收缩，通过交互抑制，使痉挛肌松弛。

（二）感觉动作经验

该技术主要是针对脑瘫儿童的本体感觉器和体表感觉器的刺激手法及技巧，通过各种叩击方法及负荷体重等手法及技巧抑制或减轻脑瘫儿童的肌肉过度紧张，同时提高脑瘫儿童的感觉运动经验，在远端踝足关节处操作尤其明显。主要用于消减或破坏不正常的反射动作，给予脑瘫儿童较正常的张力及动作的感受。波巴斯相信这样的感觉经验可以回馈及引导更多正常的动作。感觉刺激也被用来抑制不正常反射、诱发正常动作与发展自主动作。

（三）诱发手法

主要用于诱发成熟的姿势反射，如平衡反应、翻正反应和保护性反应等的促进训练。

（四）重点部位的控制

主要用于改变肌肉痉挛的模式，以让脑瘫儿童做好做动作的准备。重点部位通常包括头颈、肩及骨盆带，同时还兼顾从远端的重点部位做控制。这个手法的基础是设法让不正常张力正常化。

（五）发展顺序

较严格遵循从头到尾，从翻身到爬，到坐、立、行的正常小儿神经发育顺序。并且整个训练过程没有更多的痛苦，在各种游戏般的活动中进行训练，脑瘫儿童较易接受。

（六）全天候管理

波巴斯强调早期康复治疗，取缔了治疗时段的说法，建议并训练父母及照顾者对脑瘫儿童采取全天候管理。

第二节　脑瘫儿童教育康复之神经发展平衡治疗系统

一、什么是神经发展平衡治疗系统

神经发展平衡治疗系统是由中国台湾物理治疗师叶仓甫在 20 世纪末所创立的。该疗法在中国传统文化精髓"中庸"和"平衡"的框架下以神经发育学治疗理论为基础，详细阐述了人类动作控制的组织，即神经、肌肉和关节之间的关系，强调动作经验，尤其是主动经验的获得是促进中枢神经系统控制能力稳定性增长的重要途径之一。在探讨人类发展问题时借鉴凯伯的学习理论，认为感觉通路的建立与肌肉张力的发展是人类学习的基础，进一步提出感官知觉与动作能力的协同发展对人类不同学习领域的影响，提出了全人疗育和个体化疗育的观念。借鉴波巴斯的抑制与促进理论，在反射抑制模式前提下发展出中线控制与拿捏平衡的疗育观念。

二、神经发展平衡治疗系统的主要理论与技术

神经发展平衡治疗系统在反思当下功能性训练策略及使用不当手术方案造成的疗育问题的基础上，首肯动作发展作为人类发展的基础能力的重要性和必要性，对人体肌肉张力、肌肉力量与动作平衡发展提出了全新的见解，从神经发育启动原始张力的角度对人类的动作发展及其他学习领域的发展做出了新的诠释，包括个体学习发展之阶段理论、全人（个体化）疗育评估技术、全人（个体化）疗育操作技术。具体又可分为：远端与近端的相对关系理论、学习区理论、异常肌张力的分布理论、感官知觉与情绪心理对脑瘫儿童动作发展的相互影响的理论等，发展出了脑瘫儿童动作教育的新学说。

三、神经发展平衡治疗系统的学习发展阶段理论

神经发展平衡治疗系统创始人叶仓甫于 20 世纪 80 年代开始一直致力于脑瘫儿童及其他各种类型障碍儿童康复的实证操作训练和理论梳理工作，通过对脑瘫儿童姿势与动作发展技术的不断钻研，结合对自闭症及发育迟缓儿童等的教育教学经验，提出了知觉-动作发展理论，将各种障碍类型之特殊儿童的主要问题用四种情况加以说明，分别是：知觉问题大于动作问题、动作问题大于知觉问题、知觉问题与动作问题同等轻症、知觉问题与动作问题同等重症。根据知觉与动作发展之间的关系，以及动作发展与认知及语言、情绪等发展之间的关系提出个体学习发展之阶段理论，包括上半身基础能力发展期、骨盆动作协同认知及语言能力学习发展期，以及下肢高阶技巧性动作、紧张情绪、认知及语言能力发展稳定期三个阶段。

（一）上半身基础能力发展期

神经发展平衡治疗系统依据人体动作发展的阶段理论将人类之学习发展大致分为三个阶段，即上半身、骨盆与下肢阶段。

上半身控制阶段又称为上半身基础能力发展期。个体的功能性动作能力处于上半身基础能力发展期的主要包括仰卧肢体活动 3 下、倚物站立可头直立 2 秒、坐立可头直立 2 秒、俯趴至仰卧翻身 1 下、仰卧至俯趴翻身 1 下、双上肢支撑 2

秒、双手支撑坐 2 秒、跪坐双手支撑 2 秒、俯趴双上肢支撑可交替抬手 3 下、独立坐 2 秒、双手被动扶持站立 2 秒、双手被动扶持高跪 2 秒、双手被动扶持跪走 3 步、四点爬姿倒退坐立起 1 次这 14 个动作发育目标。简而言之，个体的功能性动作控制能力从"头直立"一直发展到"倒退坐立起"，可以细分为头颈控制、躯干控制、躯干与上肢控制等三个阶段。上半身基础能力发展期的里程碑式功能性动作为"放手独坐"，学习活动经验的获取主要靠触觉、本体觉、前庭觉，以及嗅味觉，适当搭配视觉与听觉。所以，对物品的多种感知与粗浅认知基本上是利用手做出的把玩与操控活动，以及用嘴进行的舔舐与啃咬活动来完成。个体的学习活动呈现以下几个特点：

（1）完善感觉通路、平衡肌肉张力、增加活动体能、促进原始反射的发育是本学习阶段的重点任务。

（2）生物节律的建立是生活及学习活动的重要基础。

（3）对环境的探索和认识主要依靠身体的大运动，适当搭配视觉与听觉。

（4）运用刺激物诱导个体的学习动机并逐步建立与人的关系。

处于上半身基础能力发展期的儿童通常有两种，一种是动作问题大于知觉问题的脑瘫及肢体障碍儿童，一种是知觉问题与动作问题同等重症的极重症癫痫或脑瘫儿童。动作控制能力越靠前，个体全身异常肌肉张力的平衡发展任务就越重，心肺功能也越差。绝大多数处于头颈动作控制阶段的脑瘫儿童都伴随严重的癫痫和心肺疾病。那些被大家看似轻松的呼吸和进食功能对于他们而言常常困难重重，有时还需要医疗辅具来协助维持基本的生命活动。这些重症的脑瘫儿童全身感觉通路也不太完整，对外界的声音、光线、触觉等刺激反应迟钝，学习效率极差。因此，完善感觉通路、平衡肌肉张力、增加活动体能、促进原始反射的发育等成为上半身基础能力发展期的脑瘫儿童的学习重点，也是医疗、康复、教育人员及家长的工作与生活重点。

在日常生活或教育康复过程中，通过正确的摆位与活动训练，一方面利用已有的原始反射与姿势反应提高肌肉张力，一方面利用协助下的活动与操作手法增强全身的感觉通路，两者配合就能不断提高脑瘫儿童的活动体能、改善知觉、平衡与外界环境的关系，并完成对抗重力的下一个功能性动作能力。或者也可以说，活动体能的提高改善了心肺功能，使感觉通路的传递更迅捷，神经反射表达更准确和完整，个体之肌肉张力与知觉提高更快速，从而形成学习的良性循环。同时，因为处于基础能力发展期的脑瘫儿童的全身感觉通路处于逐步发展阶段，甚至没有完善，大脑皮质所接收的资讯有可能不完整、不清晰，皮质之统合、分析能力也比较初级，绝大多数感觉信息没有形成语词概念，还处于知觉经验阶段，常见现象是喜好探索多种物品、口语指令理解困难。因此，在教育康复训练时，教育康复师或家长应当多采用刺激 - 反应的教学策略，避免以认知或口语指令为主的教学活动，从而帮助这类重症的脑瘫儿童既能享受愉快的玩耍情境，又能毫无意识地在活动中不断做出恰当反应。

（二）骨盆动作协同认知及语言能力学习发展期

骨盆控制阶段又称为骨盆动作协同认知及语言能力学习发展期。个体的功能性动作能力处于骨盆动作协同认知及语言能力学习发展期时主要包括四点爬姿 2 秒、爬行 3 步、双手扶物高跪 2 秒、双手扶物跪走 3 步、单手扶持跪走 3 步、独立高跪姿 2 秒、独立跪走 3 步、单手扶物站立交替抬脚 3 下、独立倒退跪走 3 步、单手扶物交替半跪 3 下、单脚独立半跪姿 2 秒、独立交替半跪 3 下、独立行走 3 步这 13 个动作发育目标。简而言之，个体的功能性动作控制能力从"四点爬姿"与"高跪"一直发展到"交替半跪"。骨盆学习区里程碑式功能性动作为"交替半跪"。

在上半身基础能力发展的基础上，个体的骨盆控制阶段的学习活动呈现以下几个特点：

（1）全身活动体能得到快速增长。

（2）知觉经验的获取从简单重复的动作操作逐步向视觉与听觉的知觉统合阶段过渡。

（3）身体的活动能逐渐配合对未知世界探索的动机，个体情绪发展更加多样化，高级情感发展较为迅速。

（4）在功能性动作成熟的条件下开始协同发展认知与语言。

需要强调的是，这些改变是源于骨盆控制阶段的大肌肉力量的发展。肌肉力量的改变带出稳定的感知觉，稳定的感知觉则是稳定情绪心理的发展的前提，换句话说，个体动作系统与知觉系统的稳定发展，即输入与输出的有效配合改善了脑瘫及其他障碍儿童敏感的情绪，而认知与语言的协同发展恰好就需要稳定的情绪心理做支撑，敏感的情绪是认知与语言学习的阻碍，甚至影响所有能力的发展。

处于骨盆动作协同认知及语言能力学习发展期的儿童通常有两种，一种是动作问题大于知觉问题的脑瘫及肢体障碍儿童，一种是知觉问题大于或同等轻症于动作问题的自闭症与发育迟缓儿童。一方面，动作问题大于知觉问题的脑瘫儿童大多数表现出伸展肌肉张力不足与屈曲肌肉张力耗弱，以及畏缩反应强的特征。因此其学习重点在于前庭觉诱导下的抗重力大肌肉群伸展肌肉张力的提高，同时搭配与之拮抗的弯曲肌肉张力的改善，表现为学习区肌肉张力之平衡，即展现出功能性动作能力，如放手站立、独立高跪姿等。另一方面，知觉问题大于动作问题的自闭症儿童，以及知觉问题与动作问题同等轻症的发育迟缓儿童表现出伸展本体觉高与弯曲本体觉耗弱，呈现情绪难以控制、易冲动，活动量较大、注意力难以集中等心理与情绪行为特征。因此其学习重点在于透过增加全身弯曲本体觉及肌肉张力来抑制伸展冲动，如日常生活中坐摆位椅、学习活动时采用高跪姿或半跪姿摆位等，从而稳定情绪与降低心理不安全感，改善注意力及记忆力品质，提高学习效率和环境适应能力。

功能性动作控制能力的进步标志着个体全身异常肌肉张力的进一步平衡发展，也标志着个体知觉系统的进一步平衡发展，着重表现在触觉、本体觉、前庭觉的平衡发展，表现在个体注意力、记忆力及模仿力等学习基本能力的改善。脑瘫及其他障碍儿童开始能有效地运用双手与眼睛的配合操作物品，尝试物品的性质与功能，并记住它的特征，开始从知觉经验逐步过渡到形成概念。同时，肌肉张力之平衡已经到了骨盆阶段，也说明在近端口唇舌之肌肉张力也逐渐开始平衡，大脑皮质语言中枢除理解语词声音及图像以外，也开始指挥构音及发音器官发出声音，甚至有清晰的语音出现。建议教育康复人员及家长采用以任务制约、数数制约为主的教学策略来开展教育康复活动，认知及口语训练将自然加入以骨盆基础动作为主的活泼多样的游戏活动中，避免过多的认知及口语训练。另外，要注意衔接独立操作与小组活动等教学组织形式，促进脑瘫及其他障碍儿童的情绪情感的发展，注重培养社会性能力。

由此可见，骨盆基础动作发展带动了高阶认知及语言能力的学习发展，同时降低心理不安全感与稳定情绪反应。

（三）下肢高阶技巧性动作、紧张情绪、认知及语言能力发展稳定期

下肢控制阶段又称为下肢高阶技巧性动作、紧张情绪、认知及语言能力发展稳定期。个体的功能性动作能力处于下肢控制阶段时主要包括单脚半跪站立起1次、蹲姿2秒、双脚连续蹲站2下、蹲走3步、单脚站5秒、蹲跳2下、单脚跳5下7个动作发育目标。简而言之，个体的功能性动作控制能力从"半跪站立起"一直发展到"单脚连续跳5下"。下肢学习区里程碑式功能性动作分别是"单脚站立"和"四点爬姿交替抬脚、手各维持10秒及倒数10—1"。这些能力的进步不仅源于知觉系统和动作系统，即输入和输出的有效配合对情绪心理的改善，同时要求个体在应对外界刺激，尤其是在指令要求状况下能表现出一心数用的能力，反映出大脑皮质的额叶将多个皮质区所发出的指令进行有效统合的功能。个体在本学习阶段呈现以下几个特点：

（1）指令听从能力在骨盆控制发展阶段的基础上越来越趋于稳定。

（2）动作控制与认知及语言能力的发展配合更自如，个体的心理运算能力从一心一用发展出一心二用、一心多用。

（3）紧张情绪在本阶段开始与较高的认知及语言能力共同发展，构成个体的内在心理特征。

（4）个体需要发展更高阶的屈曲本体觉及肌肉张力来促进高阶技巧性动作的发展，逐步尝试调整内在矛盾，学会理智地认识或监督自己的训练。

处于下肢高阶技巧性动作、紧张情绪、认知及语言能力发展稳定期的儿童通常有两种，一种是动作问题大于知觉问题的脑瘫及肢体障碍儿童，一种是知觉问题大于或同等轻症于动作问题的自闭症与发育迟缓儿童。虽然这两种情况存在明显的外在差异，但是，就心理运算能力而言，他们的发展关键十分一致，集中表现为高阶技巧性与功能性动作完善的"一心数用"能力。

这里的"一心数用"能力具体如下：首先，个体一边关注躯体的下肢及对侧上肢做出高跪姿的交替抬脚与交替举手的动作，一边通过发音器官数1—10，数字与动作做到一一对应。其次，"一心数用"能力会继续进步，表现为从顺数1—10变为倒数10—1，动作控制从伸展状态下做弯曲动作（即高跪姿的交替抬

脚与交替举手）变为在弯曲状态下做伸展动作（即四点爬姿的交替抬脚与交替举手）。最后，"一心数用"能力的进步为四点爬姿的交替抬脚与交替举手，以及倒数10—1，每个数字需要将交替抬脚与交替举手的动作保持10秒，维持顺数1—10。值得关注的是"一心数用"能力说明注意力分配也在趋于灵活，个体应对环境变化的逆向思维能力得到了逐步发展，个体进入了认知与语言能力发展的稳定期。但是，正是由于应对环境变化的感知与反应能力的发展，个体的自我意识变得更强烈，期待在他人面前表现出最好的一面。与之矛盾的是个体的自信心仍然不足，平时能力表现较好，遇事时情绪容易紧张，表现反而较差。建议教育康复老师或家长要重点关注活动设计的难易程度，最好让孩子在适当协助与引导下就能完成，并立即给予肢体或口语上的肯定。活动情境应该轻松自然、活泼有趣，吸引孩子积极参与。活动可以采取小组或集体形式，加强合作与竞争性练习。

综上所述，"一心数用"能力的发展与进步反映出成熟的下肢高阶技巧性动作是认知及语言发展的重要基础，唯有自动化的动作能力才能帮助中枢神经系统更有时间与精力去应付复杂的认知及语言学习活动，帮助内在动力系统去处理纷繁激烈的情绪冲突。在人类发展的整个过程中应该重视动作能力对其他心智能力的作用，并且也应该强调动作能力必须与认知、语言及情绪协同发展，不能各自拆开来练习，更不能盲目地对某一方面着重进行训练。作为脑瘫及其他障碍儿童的医疗、康复、教育工作者应该全面了解人类学习发展的基本理论，减少对儿童发展问题分析的片面性，避免对儿童学习重点的错误判断。上述学习阶段理论可以用图2-1来说明。

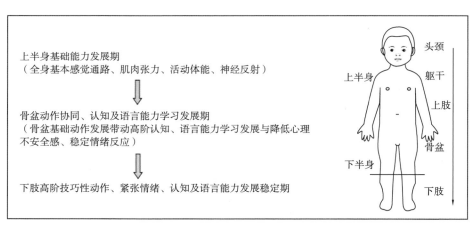

图 2-1　学习阶段理论

四、全人（个体化）疗育评估技术

神经发展平衡治疗系统的知觉－动作发展理论落实在三张评估表中（见附录），分别是全人（个体化）疗育评估记录表一（以下简称表一）、全人（个体化）疗育评估记录表二（以下简称表二）与全人（个体化）疗育评估记录表三（以下简称表三）。表一适用于二、四型上半身肢体障碍个案，表二适用于二、三型下半身肢体障碍个案，表三适用于一、四型等学习障碍个案。三张表中所提到的一、二、三、四型个案分别对应的是知觉问题大于动作问题、动作问题大于知觉问题、知觉问题与动作问题同等轻症，以及知觉问题与动作问题同等重症的脑瘫及其他障碍儿童。这三张评估表适用的对象各不相同，教育康复治疗师或老师运用它们可以找出不同对象的康复训练或学习中亟待解决的主要问题，制订有针对性的康复训练或学习计划，提出教育康复的注意事项。家长能根据教育康复师的建议在家庭或日常生活情境中落实康复训练方案，做好脑瘫及其他障碍儿童 24 小时的教育康复管理。

五、全人（个体化）疗育操作技术

神经发展平衡治疗系统运用上述三张评估表针对不同障碍类型的特殊儿童发展出相应的操作技术。

（一）脑瘫儿童的训练

脑瘫儿童及其他肢体障碍儿童，即动作问题大于知觉问题的儿童适用表一和表二，这两张评估表中有关现有能力与异常肌肉张力分布的评估是平衡发展治疗系统的重点，也是找准治疗重点问题的关键。

1. 现有能力发展理论

现有能力的全称是脑瘫儿童动作发展的现有能力。表一中的现有能力共有 14 项，表二中的现有能力共有 20 项，合起来是 34 项。现有能力的项目清晰地写出了脑瘫儿童粗大动作发展的基本线索，也即粗大动作发展的路径。从第一个项目到最后一个项目反映出脑瘫儿童肢体的近端控制能力与远程控制能力、近端肌肉张力与远程肌肉张力、远程肌肉张力与近端控制能力、伸展支撑控制的肌肉张力与稳定控制的弯曲肌肉张力、合适肌肉张力与优势发展潜力、邻近控制较好部位的能力与较弱势部位的能力等的对应平衡关系。它们是熟练运用全人疗育操作技术的关键，脑瘫儿童相关教育康复人员应该全面理解并掌握这几组关系。并且，在必要的时候能用通俗易懂的语言向家长进行讲述，帮助家长领悟动作操作的基本原理。

2. 异常肌肉张力分布理论

异常肌肉张力分布理论则是神经发展平衡治疗系统理解脑瘫儿童的"钥匙"。有了这把"钥匙"，我们根据两个"简单"的概念去认识脑瘫儿童的原始反射亢进以及"用进废退"现象等所导致的种种纷繁复杂的异常姿势与异常动作模式，分别是弯曲与伸展。它们相互对立又相互合作，反映出人体作为自然的一种存在的本质特征。这一对蕴含中国传统文化精髓的概念将脑瘫儿童的异常肌肉张力分布分为全弯、上弯下直、上直下弯、全直等几种情况。同时，异常肌肉张力分布理论明确提出重要肌群肌肉张力与骨科的测试标准与异常肌肉张力分布的划分标准。异常肌肉张力分布理论帮助各类专业人员知晓脑瘫儿童的异常姿势与异常动作模式的前因后果，并使他们快速掌握脑瘫儿童的动作操作重点，也能帮助脑瘫儿童有效缩短教育康复的时间，减轻家庭和社会的经济与精神负担。

神经发展平衡治疗系统在波巴斯疗育技术的基础上根据肢体的远端与近端、近端与远端、伸展肌肉群肌肉张力与屈曲肌肉群肌肉张力、上肢手部的抓握与上半身前颈与胸肌腹肌的弯曲、上肢手部的抓握与身体左右侧等的平衡发展关系，围绕中线控制原理、掌握个体感觉及肌肉张力由远端向近端发展的规律，在强调感觉在前、动作在后的基本原则基础之上，运用抑制与促进手法，以及平衡反应、畏缩反应等来启动脑瘫儿童的基础动作能力，发展功能性动作能力，改善情绪心理，促进认知与语言等各项学习能力的发展。

脑瘫儿童在康复训练过程中通常需要使用相关辅具，包括梯背架、滚筒、楔形垫、波巴斯球、沙袋、矮凳和摆位椅等（图2-2至图2-8）。

（二）发展迟缓儿童的训练

神经发展平衡治疗系统将知觉问题大于动作问题，以及知觉问题与动作问题同等轻症的障碍儿童称为发展迟缓儿童，认为这些儿童在发展过程中因为身体构造中强势的伸展肌肉群之伸展本体觉与弱势的弯曲肌肉群之弯曲本体觉发展出现

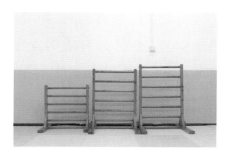

图 2-2　梯背架

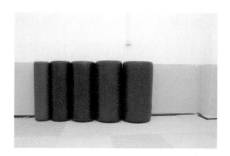

图 2-3　滚筒

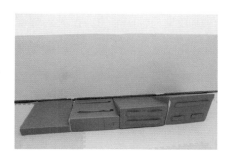

图 2-4　楔形垫

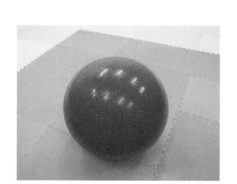

图 2-5　波巴斯球

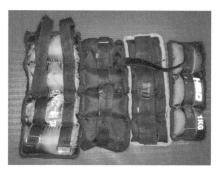

图 2-6　沙袋

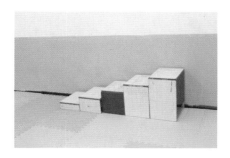

图 2-7　矮凳

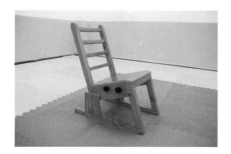

图 2-8　摆位椅

失衡现象，导致屈曲本体觉发展困难。发育迟缓儿童的行为通常呈现过高的伸展冲动，喜欢蹦跳和攀爬活动，不容易停下来。同时，注意力集中差、注意时间短暂、容易分散，学习效率低。在情绪心理方面容易出现紧张、逃避反应，过高的环境要求与教养态度也很容易导致退缩或攻击反应。

神经发展平衡治疗系统主张通过改善人体中枢神经系统对身体的基本控制能力，发展粗大动作与精细动作，降低心理不安全感与紧张情绪，从而促进认知语言能力的整体发展。具体言之，通过增加身体的弯曲本体觉与畏缩反应，改善身体的知觉与控制能力，扩大对环境的探索经验，逐步维护与增加自信心。顺利做到这几点就能够改善发育迟缓儿童的心理不安全感与紧张情绪。情绪心理稳定发展的大背景可以有效增加发育迟缓儿童的活动范围、探索对象，以及在活动过程中有意识地观察玩伴与成人的行为与语言，能适度地接受他人的帮助或指导。

教育康复工作者与家长需要了解发育迟缓儿童的这些学习基本能力，并能按照孩子的学习步骤有重点、有策略地去实施教育康复计划，避免跨阶段、跨能力地进行教学。不仅要"做中学""玩中学"，而且要建构做与玩之前的身体知觉与控制能力，理解孩子担心害怕的紧张情绪，一步一步、不急不躁地从身体的弯曲本体觉活动开始，建立与物、人的关系，改善注意力品质、提高记忆效果，促进理解力和判断力的增长，以及社会适应能力的发展。

发展迟缓儿童主要适用表三，针对性的操作技术主要有倒坐楔形垫或摆位椅下的活动、高跪姿摆位下的活动、跪走的活动、交替半跪及蹲走的活动等。其教学方法包括诱导、适当协助、模仿制约、数数制约、情境制约、任务制约等（图2-9至图2-12）。

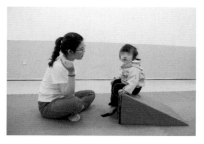
图2-9　倒坐楔形垫

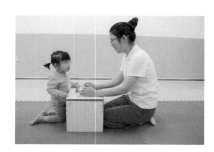
图2-10　高跪姿摆位

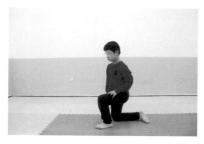
图 2-11　交替半跪

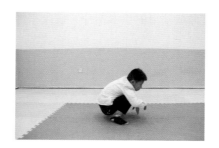
图 2-12　蹲走

神经发展平衡治疗系统运用表一、表二与表三对教育康复对象做了一定的区分，但是，在实际的评估过程中针对下肢控制的脑瘫及其他障碍儿童，表二和表三是可以相互调整的，选择的关键在于孩子的认知能力和指令听从能力。通常情况下，指令听从能力差的骨盆及下肢控制儿童选用表三进行训练。

另外，针对知觉与动作都有问题的儿童要改善知觉问题一定要通过动作来启动，一旦动作进步到高跪、跪走控制能力之后的知觉问题将成为影响个体综合能力进步的重点，尤其是知觉输入过程中注意力集中能力。反之，具备交替半跪及蹲走控制能力之后，脑瘫及其他障碍儿童的学习重点是，如何有效地将注意力从动作控制上转移开来，把这部分注意力放在更高阶的语言及认知学习上。

第三节　脑瘫儿童教育康复之辅助方法

脑瘫儿童的康复训练是一个系统工程，涉及医学、康复学、心理学、教育学等多个学科，需要方方面面的专业知识和能力来促进行业内技术的进步。目前针对脑瘫儿童的教育康复训练，国内甚至国际上的绝大多数医疗部门还没有形成较为统一的康复体系，康复技术本身还处在不断发展的过程中，存在"百花齐放""百舸争流"的局面，各种治疗手法如雨后春笋般纷至沓来，在市场利益的驱使下一些康复部门存在技术不过硬、方法滥用等现象。

脑瘫儿童动作教育是一项不断探索、不断进步的事业，如本章所主张的神经发育学治疗法，以及在它基础上所发展起来的神经发展平衡治疗系统等，还有在临床上大量使用的手术治疗、按摩和针灸等辅助疗法。

一、手术治疗

手术是早期脑瘫儿童康复的主流方法，主要针对脑瘫儿童全身因为肌肉张力高所导致的紧缩现象作出的处理。不恰当的手术治疗容易导致脑瘫儿童身体构造的异常肌肉张力呈现另一种异常，通常会出现拮抗肌肉双侧肌肉张力过低，关节控制变松弛。有时因为不恰当的神经阻断术导致整个肢体的感觉更迟钝，肌肉张力甚至难以恢复。因此，对脑瘫儿童紧缩肌肉群的手术治疗一定要经过慎重评估，一定要确保手术治疗能促进动作能力的发展。如果实施手术的部位不在学习区或远离学习区，要尽量避免手术治疗。

二、按摩

按摩是传统医学的精华所在，能对脑瘫儿童的教育康复起到一定的辅助作用，在时间与精力许可的情况下可以适当采用。但是，如果脑瘫儿童的心肺功能较差、体质偏弱、情绪心理容易紧张害怕，建议教育康复人员与家长理解"康复项目越多效果不一定越好"的思想。要精简脑瘫儿童的干预内容，减少过多刺激，避免因不恰当的干预诱发更高的紧张情绪、异常的姿势张力与异常的动作模式。主张"24 小时管理"，以"家长参与"为主体、专业人员为重点的动作教育康复训练为主的教育康复。

部分脑瘫儿童的紧缩肌肉群在其情绪状态良好的状态下可以适当采用按摩技术进行抑制，按摩师如果懂得抑制与促进技术之原理，选择恰当的摆位姿势帮助脑瘫儿童把注意力转移到其他活动上。那么，抑制与促进就能有效结合，康复效果也就更好。相反，如果按摩师没有遵循抑制与促进的基本原理，也没有关照脑瘫儿童的紧张情绪，抑制手法的效果常常不稳定。

三、针灸

针灸作为我国医学的瑰宝，在治疗患者身体疾病和解除病痛方面拥有其他治疗方法不可替代的作用。从临床观察来看，一部分中枢神经系统损伤的脑瘫儿童被施行针灸疗法后症状得到了一定的改善。这类脑瘫儿童多数存在感觉迟钝、肌肉张力低等现象。建议家长以孩子愉快的情绪为前提，慎重选择各种教育康复方法。

　　综上所述，以上几种方法在脑瘫儿童康复训练中不是主要方法，脑瘫儿童是神经科的病人，中枢神经系统受损后的修复与学习需要通过运动训练及教育来获得。

第三章

脑瘫儿童动作教育的核心概念与重要观念

要改善脑瘫儿童的姿势与动作问题，就要了解人体中线平衡构造的发育的相关知识，主要内容包括人体动作控制的几大组织，人体姿势和动作控制的组织包括神经系统、肌肉与骨连接的关节。它们相互作用的机制是神经系统指挥肌肉，肌肉附着在骨连接的关节上，肌肉收缩引起关节的活动。

第一节　神经系统的平衡发展

人体肌肉活动所形成的运动包括简单的反射活动和各种随意运动。简单的运动反射只需要低级中枢——脊髓的参与即可完成；运动越复杂，参与工作的中枢部位就越多，相互之间的配合也越复杂，随意运动需要大脑皮质的直接调节。

当中枢神经系统受损，低级中枢功能得以释放，表现出原始反射亢进，诱发异常姿势与动作模式，令脑瘫儿童误以为这个姿势或动作模式是正确的，于是任由中枢神经系统继续错误指挥，以及异常姿势与动作模式的表达，从而导致异常肌肉张力不断增高，个体呈现挛缩，甚至紧缩的肌肉张力，出现脊柱侧弯、圆背、骨盆歪斜、膝畏缩、小腿尖足等失衡现象。

因此，脑瘫儿童的康复和教育应该着力于促进神经系统的发育和功能的恢复，而不是迷失于处理脑瘫儿童身上因中枢神经系统受损所衍生或继发的肌肉与骨骼的问题。

一、神经系统的发育与成熟

神经系统是机体的主要功能调节系统，它直接或间接地调节机体各器官、系统的功能，以此来适应机体内外环境的变化，维持生命活动的正常进行。

神经系统的发育和成熟是神经心理发育的物质基础，也是身体构造和肌肉力量成熟的关键，是功能性动作成熟和发展的前提条件，神经系统的异常发育和神经系统的损伤常常是影响人类其他系统健康发育和成熟的主要原因，也是阻碍儿童健康成长的重要因素。因此，有关神经系统疾病的研究一直是医学基础研究与临床研究的重点。

（一）中枢神经系统的发育与成熟

中枢神经系统包括脑与脊髓。胎儿期神经系统的发育先于其他系统，重量占优势。新生儿脑重约 370 g（占成人脑重的 25%），6 个月时脑重约为 700 g（占成人脑重的 50%），2 岁时脑重约占成人的 3/4，4 岁时脑重为出生时的 4 倍，与成人接近，约为 1 500 g。出生时神经细胞数量已与成人相同，但树突与轴突少而短。出生后脑重量的增加主要是由于神经细胞体积增大和树突的增多、加长，以及神经髓鞘的形成和发育。神经髓鞘的形成和发育约在 4 岁完成，在此之前，尤其在婴儿期，各种刺激引起的神经冲动传导缓慢，易于泛化，不易形成兴奋灶，易疲劳而进入睡眠状态。神经细胞之间由突触连接，突触数目在出生后迅速增加，6 个月时约为出生时的 7 倍，4 岁左右突触的密度约为成人的 1.5 倍，持续到 10~11 岁，以后逐渐减少到成人水平。与突触密度变化相对应，神经回路在出生后发育迅速。

出生时大脑皮质下中枢如丘脑、下丘脑、苍白球系统发育已较成熟，但大脑皮质及新纹状体发育尚未成熟，故出生时的活动主要由皮质下系统调节。以后脑皮质逐渐增长、成熟，运动转为由大脑皮质中枢调节，对皮质下中枢的抑制作用也趋于明显。

随着年龄的增长，胎儿期脊髓下端在第 2 腰椎下缘于 4 岁时上移至第 1 腰椎。婴儿腱反射较弱，腹壁反射和提睾反射不易引出，到 1 岁时才稳定。3~4 个月前的婴儿肌张力较高，克氏征可为阳性，2 岁以下小儿巴宾斯基征阳性可谓生理现象。

（二）周围神经系统的发育与成熟

周围神经系统包括脑神经、脊神经和植物神经，其主要功能是传导冲动。上述神经可分为有髓鞘和无髓鞘两种，除植物神经的节后纤维无髓鞘以外，其余均有髓鞘。神经的髓鞘化依神经种类不同而异，脑神经的髓鞘化在小儿出生后 3 个月可完成，但有人认为听觉系统神经纤维开始髓鞘化是在胎儿第 6 个月时，但髓鞘化过程缓慢，直到 4 岁还未完成，相反视觉神经纤维直到出生前很短时间才有髓鞘形成，但以后的发育非常迅速。脊髓神经从胎儿 5~6 个月开始形成，2 岁是髓鞘形成阶段，4 岁时已相当成熟，以后仍在缓慢进行直至成年。由于婴儿时期神经纤维髓鞘形成不全，故兴奋传导易波及邻近神经而引起泛化现象。

（三）反射发育

神经系统具有协调和控制机体活动的调节作用。神经系统的调节机制，不仅使机体内部联系起来，而且使机体与外部环境联系起来。神经调节主要是通过反射来实现的。反射是指在中枢神经系统参与下，机体对内、外环境刺激所发生的反应。反射弧是反射的形态基础，构成反射弧的任何内容受到损伤，均可导致反射活动的减弱甚至消失。

小儿神经反射的发育伴随神经系统发育的成熟程度。正常情况下，胎儿发育的后期、婴儿出生时以及出生后两年内会陆续出现脊髓水平、脑干水平、中脑水平以及大脑皮质水平的运动反射，其与人体的运动功能的形成密切相关，故又称为运动发育性反射和反应。临床上习惯将中脑及大脑皮质水平的反射称为"反应"，一般在婴儿期（生后第 4—12 个月）出现且终生存在。而脊髓水平和脑干水平的反射仍称为"反射"，脊髓水平反射中枢在脊髓，如屈肌反射、伸肌反射、交叉伸展反射等，这类反射在出生后即有，在生后 2 个月内存在为正常。脑干水平反射中枢位于脑干，属于静态性姿势反射，可以调整全身的肌张力，肌张力变化实际是头与空间位置或头与躯干关系的适应性调整。它包括紧张性颈反射、紧张性迷路反射以及联合反应、阳性支持反应等。这类反射在出生后第 4 个月至第 6 个月出现。而后，中脑、大脑等高级水平反射发育形成，逐渐将脊髓水平和脑干水平的反射整合或抑制。

神经系统发育成熟，个体发展出随意和不随意动作、高阶技巧性动作和适应环境的动作。

二、神经系统的损伤与自我修复功能

近年来，国内外有关神经系统损伤与自我修复功能的研究越来越多，大多数研究结论显示，人类神经元通过训练或受到其他因素的影响，功能在一定程度上会得到相应的恢复。姜磊等人于 2019 年研究发现，丘脑底核行脑深部电刺激术治疗帕金森病，能有效改善病人的运动功能。通过对脑瘫儿童教育康复训练的临床观察也发现，以粗大动作为主的运动训练能改善个体的感知觉－动作障碍，因应个体动作障碍的程度及干预时间的早晚，以及训练策略的有效性，个体动作、认知、语言等功能恢复的情况会各不相同。

第二节　肌肉张力、肌肉力量和动作的平衡发展

脑瘫儿童是中枢系统受损或发育异常的神经科病人，异常的神经反射发育直接导致个体原始肌肉张力发展失衡，以及姿势控制和动作模式的异常，严重影响脑瘫儿童功能性动作能力的发展。

一、肌肉张力与肌肉力量

肌肉张力是指人体在安静清醒情况下，肌肉保持一定紧张状态的能力。临床上所讲的肌肉张力是指单一"拮抗肌"被动牵拉的阻力。这是肌肉内不同数量的肌纤维交替轮换收缩，从而使整块肌肉维持一种轻度持续收缩状态的结果。

肌肉力量是指肌肉产生力量以保持肌肉系统的稳定性和灵活性，从而发生运动功能的能力。临床上是指"拮抗肌"彼此肌肉张力平衡协调控制所展现的能力，即无论是等张收缩还是等长收缩都是主动肌与拮抗肌之肌肉张力的平衡协调控制。

（一）原始肌肉张力的发展

生命是从受精卵的发育开始的，胎儿四到五周后就已分化出神经系统的雏形，约从四个月开始在母体内出现吸吮手指、用手和脚打、踢母亲腹部等原始神经反射，众多的原始神经反射是胎儿能从母体娩出的动力。

胎儿在母体内除了发展原始神经反射之外，其感觉通路也逐步建立。胎儿在三四个月时，开始形成皮肤感觉，从第五个月开始，胎儿的听觉慢慢形成。听觉

和皮肤觉大体在胎儿期完成。在胎儿晚期，视觉也逐步开始发展。这些感觉通路的建立和感觉的发展使个体具备了接收外界刺激的能力。

新生儿期，也就是在婴儿头部的功能性直立前，由原始神经反射启动的肌肉张力主要表现为婴儿全身大肌肉群的不自主活动，这是个体全身肌肉张力与肌肉力量平衡之基础活动。个体基础活动的发展顺序是：下肢的弯伸活动→上肢的弯伸活动→头颈的左右转动活动→骨盆及躯干的左右转动活动→全身的活动。在日常生活中我们可以观察到初生的婴儿在仰躺姿态或悬空俯趴姿态时出现用力交替蹬腿和挥舞手臂的动作，以及在仰躺姿态下还会出现头向左右转动的动作。

具体来讲，在感觉动作的发展过程中，肌肉张力的发展顺序首先表现为相互拮抗的较大肌肉群之肌肉张力的发展，即伸展与屈曲肌肉张力的发展。相互拮抗的较大肌肉群之肌肉张力发展的顺序则又表现为从下半身远端的伸展肌肉张力到屈曲肌肉张力的发展，至上半身伸展肌肉张力到屈曲肌肉张力的发展，即从下肢、骨盆、躯干、头颈到上肢的发展顺序。

依此顺序来看，人体主要大肌肉群肌肉张力的发展顺序是：人体最大的肌肉群——股四头肌（膝关节伸直肌肉）→膝屈曲肌→踝尖足肌肉群（踝伸直肌）→踝屈曲肌→臀大肌→髂腰肌→躯干伸直肌→颈伸直肌→上肢（肩、肘、腕、指）伸直肌→躯干腹肌→颈屈曲肌→上肢（肩、肘、腕、指）屈曲肌，如图 3-1 所示。

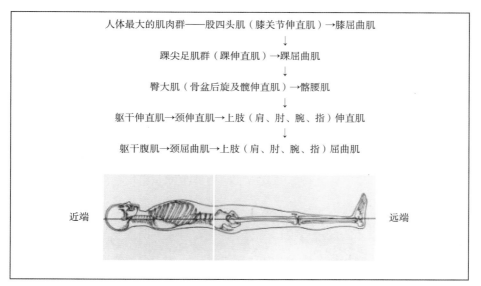

图 3-1　人体主要大肌肉群肌肉张力的发展顺序

注：少许部位有中（侧边）、小（旋转）肌肉群的肌肉张力随主要大肌肉群之肌肉张力持续发展。

神经发展平衡治疗系统提出的"人体主要大肌肉群肌肉张力的发展顺序"为所有脑瘫儿童的康复及教育提供了发展的蓝图。其中臀大肌（骨盆后旋及髋伸直肌）与髂腰肌的练习尤为重要。在操作上，俯趴姿下的交替缩腿是很好的骨盆后旋及髋伸直肌与髂腰肌的练习动作。能够完成站立姿下交替抬脚动作的脑瘫儿童也进行了类似的训练。除此之外，躯干伸展肌、颈伸展肌与上肢伸展肌的发展一方面处于同一水平，一方面前者又是后者的基础，需要动作教育康复老师把握其中的关系，巧妙运用诱导物令脑瘫儿童在轻松愉快的学习气氛中得到锻炼。最后，还想特别强调躯干腹肌、颈屈曲肌与上肢屈曲肌。它们的发展依赖骨盆处髂腰肌的发展，在髂腰肌得到发展的基础上利用手的抓握反应，就可以在前庭觉的诱导下进行平衡性练习，三者便能同时获得发展。

当然，以上所述仅仅是一些例子，不能盲目照搬，每一个脑瘫儿童的训练计划会根据实际情况而千变万化，笔者仅仅希望向教育康复训练者与家长再一次强调这一顺序的重要性，希望能不断尝试、不断总结，发展出贴合脑瘫儿童实际需要的训练内容。

（二）粗大功能性动作的平衡发展

粗大功能性动作的平衡发展在一定程度上也可以看成肌肉力量的平衡发展。它的发展顺序与个体肌肉张力的发展顺序恰好相反，遵循从近端到远端的原则。

个体发育的早期阶段其各项能力中运动发育最为迅速，乳婴儿的粗大功能性动作发育表现为抬头、翻身、坐、四点爬行、放手站立、独立行走、跳跃等粗大运动发育。这些粗大功能性动作是人类最基本的姿势和移动能力，被认为是其他发育的基础，在儿童生理与心理发育和发展中具有重要地位。

从出生开始，重力就影响着乳婴儿的所有活动，并促发其产生相应的姿势张力。在正常的姿势张力背景下，其从生命伊始就表现出正常的自动、姿势反射，即原始反射。这些反应伴随特殊的刺激或经历被激发。它们是协调的运动方式的发育，以及自主运动的基础。

乳婴儿在抵抗重力的过程中，借助正常的姿势张力，原始反射逐渐被调整，开始出现主动、协调的运动模式，形成了一组成熟的反射，即姿势反应。人体的姿势反应包括翻正反应、平衡反应和保护性反应，这些反应会终生存在。姿势反应给乳婴儿提供了一个稳定的姿势基础，以便能够保持和调整他的体位以适应重力的影响，并且能够使他的身体保持在中线位置，能够使体重均匀地分布，肩带和骨盆带有足够的稳定性以使四肢可以独立活动。

通过适当的符合乳婴儿粗大功能性动作发展顺序的有效练习，个体从躯干的稳定性发展到骨盆的稳定性。乳婴儿不仅能够对抗重力移动身体，并最终能够从站立起来发展到重心转移的行走，再到对全身骨骼肌屈曲和伸展力量要求更高的跑和跳，其粗大功能性动作发育逐步趋于成熟。

在脑瘫儿童动作康复训练中，神经发展平衡治疗系统在神经发展理论基础上对小儿粗大运动发育进行了更加细致的划分和命名，将儿童功能性动作发展的时间从 0~3 岁扩展到了 0~6 岁，粗大功能性动作发展目标从"仰卧肢体活动 3 下"到"单脚跳 5 下"，共分 34 个步骤。如下所述：

仰卧肢体活动 3 下→倚物站立可头直立 2 秒→坐立可头直立 2 秒→俯卧至仰卧翻身 1 下→仰卧至俯卧翻身 1 下→双上肢支撑 2 秒→双手支撑坐 2 秒→跪坐双手支撑 2 秒→俯卧双上肢支撑可交替抬手 3 下→独立坐 2 秒→双手被动扶持站立 2 秒→双手被动扶持高跪 2 秒→双手被动扶持跪走 3 步→四点爬姿倒退坐立起 1 次→四点爬姿 2 秒→爬行 3 步→双手扶物高跪 2 秒→双手扶物跪走 3 步→单手扶持跪走 3 步→独立高跪姿 2 秒→独立跪走 3 步→单手扶物站立交替抬脚 3 下→独立倒退跪走 3 步→单手扶物交替半跪 3 下→单脚独立半跪姿 2 秒→独立交替半跪 3 下→独立行走 3 步→单脚半跪站立起 1 次→蹲姿 2 秒→双脚连续蹲站 2 下→蹲走 3 步→单脚站 5 秒→蹲跳 2 下→单脚跳 5 下。

个体从近端到远端的相互拮抗的大肌肉群肌力的发展是儿童粗大功能性动作发展的基础，粗大功能性动作的发展遵循首尾原则、从中间到两侧的原则，其发展的顺序可以总结为：头颈控制→躯干控制→躯干与上肢控制→骨盆控制→下肢控制。

神经发展平衡治疗系统所主张的 0~6 岁儿童粗大功能性动作发展理论依据的是小儿神经系统、姿势张力与身体构造的正常发育理论，以及遗传性生理发育与后天环境中个体自发性活动和教育三者之间的相互影响理论。该理论的提出也来源于大量脑瘫儿童教育康复的临床实践经验，尤其是极重症脑瘫儿童医疗康复的实践经验，针对脑瘫儿童的教育康复具有较强的科学性和针对性。

在教育康复过程中，家长或教育康复人员容易跨越脑瘫儿童的动作学习区进行训练。最常见的现象是，大多数家长急于让孩子练习行走，认为脑瘫儿童的康复训练等于行走练习。殊不知，当脑瘫儿童动作学习区尚没有发展到骨盆控制阶段或下肢控制阶段，大量的行走练习或牵行练习会造成骨科发育上的长短腿、骨盆歪斜、膝反张或膝畏缩等现象，致使孩子的康复训练困难度增加、康复训练时间延长，有时随着脑瘫儿童年龄与体重的增长，这种现象或许是不可逆的。特别希望家长能遵照神经发展平衡专业人员的评估与指导，落实康复训练方案与日常照顾注意事项，帮助孩子在快乐中学习、在快乐中成长。

（三）人体自主动作控制的成熟

从胎儿期到新生儿期，肌肉张力遵循从远端到近端的发展原则，正常的紧张性原始反射与紧张性姿势反射（反应）是肌肉张力与肌力平衡发展的基础与保障。原始肌肉张力从下肢大肌肉群伸展肌与屈曲肌的平衡发展到上肢大肌肉群伸展肌与屈曲肌的平衡发展，以及躯干和头颈大肌肉群伸展肌与屈曲肌的平衡发展，个体出现不抗重力的自发性动作。个体通过自发性动作获得了大量的动作练习经验，双侧拮抗肌之肌肉张力得到进一步提升。随着原始神经反射的发育，姿势反射（反应）也开始发育，双侧拮抗肌之肌力开始平衡发展，个体出现抗重力之直立稳定动作，譬如头直立、俯趴姿双上肢支撑等动作。当双侧拮抗肌的肌力控制在环境刺激中表现出更稳定的能力时，个体出现在稳定抗重力姿势中的重心转移的动作，譬如俯趴姿双上肢交替抬手、双手被动扶持跪走、四点爬姿倒退坐立起、独立跪走、行走、蹲走、单脚跳等动作。最后，个体在日常活动中，应对当下环境的各种需要而获得了大量肌力控制的练习经验，其粗大功能性动作渐趋发育成熟，出现技巧性动作，譬如骑自行车、跳绳、溜冰、跳蹦床等活动。

个体粗大功能性动作从肌肉张力的平衡发展到双侧拮抗肌之肌力的不断提升，是个体自主性动作控制能力发展的过程，也是从中线静态姿势控制到中线动态活动控制能力发展的过程。该过程同时又反映出从自主控制性动作发展到根据外界环境改变而反应之适应性动作，以及由简单的单一协同动作到复杂的个别多样化动作的发展。

由此可见，个体的粗大功能性动作能力都是在重力的影响下，在感官知觉，尤其是感受肌肉张力的本体觉和感受空间位置的前庭觉的发展的基础上，由紧张性原始反射和紧张性姿势反射（反应）启动的肌肉张力开始，到双侧拮抗肌之肌肉张力的平衡，到形成双侧拮抗肌协调控制的肌力，以及肌力通过活动不断得以提升的过程。粗大功能性动作的发展是人类探索环境的前提条件，是人类学习能力发展的基础。因此，针对脑瘫儿童异常姿势和活动控制不足等所进行的康复训练，不仅可以改善脑瘫儿童的姿势控制与动作控制问题，也能改善所有感知觉与构造肌肉张力失衡发展的儿童和成人的问题。通过以粗大功能性动作为核心的知觉－动作训练，在重视紧张敏感的情绪心理的基础上，促进个体对自身身体的感知与控制，诱发个体对环境的探索动机，最终帮助个体形成对自己与环境之协调而一致的认知，令其积极参与各项活动，拥有健康和积极的人生。

二、肌肉的挛缩与紧缩

（一）挛缩与紧缩

脑瘫儿童所存在的姿势异常与动作模式异常的情况，容易导致全身肌肉张力发展失衡，主动肌和拮抗肌的协调配合存在障碍。对肌肉进行适度的被动牵拉，肌肉在被动牵拉时存在明显的阻力，继续牵拉并能够牵拉到位的情况，称为肌肉的挛缩。继续牵拉，但是不能够牵拉到位的情况，称为肌肉的紧缩。

通常情况下，肌肉张力分布属于高张的痉挛型脑瘫儿童全身有较多挛缩与紧缩的肌肉，肌肉张力分布属于低张的松弛型脑瘫儿童全身可能出现紧缩的肌肉。肌肉张力较高的痉挛型与徐动型脑瘫儿童在髋关节、膝关节、踝足关节、肘关节、腕关节等处的挛缩肌肉尤其多，令脑瘫儿童的身体姿势多数时候呈屈曲状，不容易伸展。在对抗重力得以站立、坐立、跪立时尤其明显。所以，建议家长在日常生活中多采用头部略高于臀部的俯趴姿进行摆位，利用姿势反射诱发全身伸展本体觉与肌肉张力。尽量避免长时间坐姿摆位，包括坐轮椅、坐椅子、长坐或盘坐在地上。因为髋关节、膝关节屈曲的摆位姿势不利于臀部伸展肌肉、膝关节伸展肌肉之肌肉张力的发展，反而容易导致髋关节、膝关节屈曲肌肉之肌肉张力的快速增高，出现髋关节、膝关节挛缩，甚至紧缩。关于摆位后续章节会进一步详细讲解。

（二）挛缩与紧缩的处置策略

脑瘫儿童的肌肉出现挛缩或紧缩时该怎么办呢？在讨论怎么办之前，我们或许要了解身体上有挛缩或紧缩的肌肉时，脑瘫儿童对自己的身体部位是何种感受？现有研究文献对脑瘫儿童自身感受的相关研究极少，有待进一步发展。但是，从脑瘫儿童日常照顾和康复训练过程中我们观察到，脑瘫儿童想主动支配挛缩或紧缩的肢体显得十分困难，有时用力做拍打或牵拉，被告知没有太多感觉。这些现象间接反映出挛缩或紧缩的肢体的本体觉、触觉存在明显障碍。家长在训练过程中容易用指令去要求孩子"把手打直点""身体坐直""站直""腿抬高一点"等，殊不知，孩子可能还不知道手臂该如何变直、身体该如何坐直、膝踝足关节该如何站直、脚和腿应该往哪里安放？

教育康复老师应该指导家长慢慢理解脑瘫儿童的感受，适当协助非学习区或学习区的关键部位，帮助他们逐渐学习掌控学习区的姿势和活动，同时减少不必要的口语指令要求。

脑瘫儿童的肌肉出现挛缩时，在操作训练中一般是不需要做牵拉处理的，在学习区或非学习区，通过恰当的摆位与活动训练，针对对侧肌肉群进行促进训练就能有效改善挛缩肌肉的肌肉张力。至于紧缩的肌肉，有的教育康复老师主张需要牵拉，有的教育康复老师主张不需要牵拉。神经发展平衡治疗系统的拿捏平衡之主张强调没有一定或绝对的处置策略。所以，在实际操作训练中，针对不同情绪心理的脑瘫儿童，有时可以采取少量牵拉手法来缓解紧缩肌肉之肌肉张力，有时采用针对挛缩肌肉的训练思想和操作手法。

需要特别强调的是，正确的日常摆位与恰当的操作训练相互配合是脑瘫儿童教育康复的基本保证，家长和教育康复老师应该就脑瘫儿童的细微变化与学习需求及时沟通，不断交换意见、不断相互鼓励、不断相互确认，最大限度地发挥各方人员、不同时段、不同地点在落实康复训练方案时的作用。同时，也能最大限度地减少挛缩与紧缩的现象发生。

第三节　骨连接的关节

脑瘫儿童的教育康复训练着重讨论了神经系统、肌肉张力和肌肉力量，以及中枢神经系统受损后肌肉挛缩与紧缩的问题。接下来，我们要讨论运动系统的重要组成部分——骨连接的关节，还有关节与肌肉张力、肌肉力量之间的相互关系。

一、关节

关节是骨与骨之间相互连接的结构。有的关节结构简单，有的关节结构复杂，根据人体各部分骨的功能不同，骨连接的关节可分为两类。不动关节（骨缝）：骨与骨之间借致密的纤维结缔组织紧紧相连，如头骨的骨片之间。可动关节：两骨相接触的关节面一般一个为凸面，另一个为凹面，在形状上相互适应与配合。关节面上有一层薄薄的、光滑的关节软骨，软骨富有弹性，能缓冲运动的冲击和震荡。本书所说的关节是指可动关节或活动关节，如四肢的肩、肘、指、髋、膝、踝、足等关节。

可动关节或活动关节依关节面的形状、运动轴的多少和运动形式与范围可分为：可滑动的平关节，如腕掌关节；可作伸屈运动的单轴关节，如肘关节；可作旋转运动的单轴关节，如寰枢关节；可作伸、屈、内收、外展运动的双轴关节；可作伸、屈、内收、外展、环行和旋转运动的多轴关节，如髋关节。四肢的关节大多数为进行伸屈运动的单轴关节。肩关节和髋关节在结构上为多轴关节。

二、关节的活动度与稳定度

人的运动是很复杂的，包括简单的移位和高级活动如语言、书写等，都是以在神经系统支配下的肌肉收缩而实现的。肌肉收缩牵拉被其所附着的骨，以骨连接的关节为枢纽，产生运动。即使一个简单的运动往往也有多数肌肉参加，一些肌肉收缩，承担完成运动预期目的的角色，而另一些肌肉则予以协同配合，甚或有些处于对抗地位的肌肉此时则适度放松并保持一定的紧张度，以使动作平滑、准确，起相辅相成的作用。这些主动肌与拮抗肌围绕关节进行相辅相成的活动，其运动形式基本上沿三个互相垂直的轴作三组拮抗性的运动。

通常情况下，多轴关节和双轴关节的运动轴和活动形式多、活动范围大，附着在关节周围的相互配合的主动肌与拮抗肌数量众多，它们彼此拮抗产生运动。同时，关节的活动度和稳定度也是一组相对应的概念，活动度越大，则稳定度越低，活动度越小，则稳定度越高。例如，属于多轴关节的肩关节与属于单轴关节的膝关节相比，肩关节活动灵活、活动范围更大，如我们的双臂可以伸展沿轴线画圈等，相应的，肩关节的稳定性就差，在外力的作用下容易脱臼；膝关节主要执行伸屈的轴线运动，活动度相对较小，相应的，其稳定性也更好。

关节的活动度与稳定度同附着在关节两侧的主动肌与拮抗肌有关，如果负责关节拮抗运动的主动肌与拮抗肌之肌肉张力发展平衡，围绕关节产生的拮抗性运动也会十分协调。一方面，在静态时关节可以保持稳定；另一方面，在动态时又可以在它允许的范围内自如活动。中枢神经系统存在损伤的脑瘫儿童，其全身负责拮抗运动的主动肌与拮抗肌之肌肉张力发展出现了不平衡，因此，围绕关节产生的拮抗性运动会出现障碍：一方面，在静态时关节的稳定性受到了失衡的肌肉张力的影响，容易不自主地晃动或者因找不到恰当的位置觉而出现异常的姿势；另一方面，在动态时关节的活动范围受限或活动范围过大，容易呈现异常的动作模式，以及不随意运动的现象。

三、关节的稳定度与动作控制的能量消耗

人体关节的稳定度与动作控制也是一组相辅相成的概念，关节的稳定度是动作控制的前提条件。稳定度越高，动作控制越容易；稳定度越低，动作控制越困难。

人体活动时需要消耗体内能量，这一过程称为能量消耗，也称为能量代谢的过程。根据人体活动水平的差异，分为基础代谢、静息代谢和活动代谢。静息代谢时身体消耗的能量用于保持身体姿势和维持基础代谢。因此，人体关节的稳定度越高，保持身体姿势所需消耗的能量相对较少；关节的稳定度越低，保持身体姿势所需消耗的能量相对较多。活动代谢指的是人从事特定活动时的能量代谢，可随活动类型、强度和环境条件等的不同而发生很大的变化。人体所从事的活动包括日常生活、体育锻炼和劳动等。这些活动依赖于人体关节的稳定性，更依赖于人体动作控制的水平。姿势异常和动作控制发展障碍的脑瘫儿童，无论是静息代谢还是活动代谢，其能量消耗都较普通儿童更大一些。脑瘫儿童的活动代谢与静息代谢相比，其能量消耗将更大。例如，徐动型脑瘫儿童因为心理情绪容易紧张，

主观意愿越想去做一件事，越不能进行平顺的动作控制，如，想站立行走，而紧张情绪令全身关节都在晃动，反而一步也迈不出去。由此可见，晃动的关节因控制不稳定，其能量消耗就特别大。又如在完成对抗重力的动作时，膝关节存在膝反张的脑瘫儿童需要特别注意髋、膝、踝、足关节的稳定性动作控制，在精神高度紧张的情况下会带来过高的能量消耗。

所以，家长或照顾者需要特别重视为脑瘫儿童提供营养丰富的食物，目的在于保障其身体进行较高的静息代谢。如果脑瘫儿童经历了一定的生活与锻炼活动，其能量消耗则更为巨大，他们的身体需要更多的高品质的能量来源，如牛奶及牛奶制品、肉类等。

四、肌肉张力与关节的变化——关节的变形

人体关节两侧彼此拮抗的主动肌与拮抗肌配合协调时，关节的稳定度与活动度，以及动作控制的能量消耗都最恰当。如果彼此拮抗的主动肌与拮抗肌的肌肉张力发展失衡，肌肉张力整体表现为高张的脑瘫儿童，其全身各关节处呈现一高一低或一低一高的肌肉张力分布现象，而肌肉张力整体表现为低张的脑瘫儿童，其全身各关节则呈现双低的肌肉张力分布现象。全身各关节处分布的异常肌肉张力直接影响到关节的稳定性。一方面，关节的活动度受到了限制，或者被动牵拉时没有任何阻力，身体姿势异常；另一方面，基于关节的稳定性所产生的动作控制发展困难，异常动作模式或代偿性动作多。在这种情况下，无论脑瘫儿童的身体是否进行对抗重力的姿势摆位与运动，都很容易令关节发生变形。例如在膝关节处，膝屈曲肌之肌肉张力变高，高到紧缩，它就会把膝关节拉弯。拉到一定的角度后，膝关节的活动度严重受限，就不能进行伸展活动了，也不能进行自如的屈曲活动，严重影响了脑瘫儿童在日常生活中的姿势摆位，以及动作控制能力的发展。

鉴于关节变形的严重性，建议家长在日常生活中根据脑瘫儿童全身紧张性反射的特点，采取适合的摆位姿势。摆位姿势通常会随着脑瘫儿童全身紧张性反射的发展而变化，也会因为孩子身体的舒适情况做出些许微调，它们不是固定不变的。成人在协助过程中请适度倾听并尊重孩子的感受，灵活处理，避免从自己的立场出发，只知道一味操作，不注意观察孩子的变化。

五、肌肉张力、肌肉力量与骨连接的关节之间的相互关系

人体的肌肉张力受中枢神经系统控制，主要取决于先天遗传，但情绪和环境也对肌肉张力产生影响。人在情绪紧张和环境嘈杂等情况下，肌肉张力会升高。肌肉力量是主动肌与拮抗肌之肌肉张力的平衡协调控制，主要通过后天锻炼形成。根据肌肉收缩形式将肌肉力量分为两种类型：静力性力量和动力性力量。静力性力量是肌肉在等长收缩时产生的力量，主要表现为维持姿势和固定动作，无明显的位移运动。动力性力量是肌肉在动态收缩时所产生的力量，表现为有明显的位移运动。

人体在进行各种运动时，如果中枢神经系统内部能发挥协调的控制能力，使支配各肌群的中枢神经能够准确而及时地产生兴奋或抑制过程，并能够适时互相转换，使主动肌、协同肌、拮抗肌、支持肌的工作更加协调，从而增大肌肉力量。

肌肉力量是依靠肌肉收缩克服和对抗阻力来完成运动的能力。如果儿童的大脑存在严重损伤，例如，存在三级、四级脑出血现象，被医学诊断为脑瘫儿童时，其肌肉张力会发展异常，有时会过高，有时会过低，也有可能出现忽高忽低的情况。异常发展的肌肉张力直接阻碍着肌肉力量的协调性发展，无论是维持姿势和固定动作，还是进行位移活动，脑瘫儿童都存在明显的发育迟缓或发育异常的现象，主要表现为姿势和动作发育异常。

关节的活动度与稳定度对于动作控制的协调性发展而言，起着背景性作用。肌肉张力发展异常的脑瘫儿童，其关节的活动度与稳定度的发展也会出现严重的失衡现象。脑瘫儿童的身体构造长时间处于异常姿势，运动时不可避免的代偿性反应，必然导致身体构造的异常变化，影响运动及其他生理活动的正常功能，具体而言有如下影响。

（1）肌肉长时间处于收缩（紧缩或挛缩）状态，使收缩的随意性和灵活性降低，导致关节活动受限。

（2）肌肉长时间被牵拉，将变得薄弱。

（3）关节长期的异常负重压力可以引起关节软骨的异常，导致关节过早地发生退行性变化。

（4）过度的压力和牵拉会引起疼痛反应，导致引发关节和周围组织的慢性

无菌性炎症，即疼痛综合征。

（5）直立姿势时躯体负重部位的异常可连锁地引起其他相关部位的改变。人体闭合运动链系统中任何环节的异常，都将导致整个运动链各组成部分出现相应的代偿性改变。

由此可见，脑瘫儿童的肌肉张力、肌肉力量与骨连接的关节之间存在密切的联系，肌肉张力的异常发育是肌肉力量和关节的稳定度与活动度失衡性发展的根本原因。专业人员应当致力于个体的正常肌肉张力发展的研究，积极探索脑瘫儿童异常肌肉张力发展的规律，抑制、创造、利用、转移神经紧张性反射结合中线及偏移中线姿势摆位，以调节全身失衡性肌肉张力，促进肌肉张力与本体觉的发展。同时，利用脑瘫儿童的视觉、听觉学习动机，创造身体活动的机会，强调个案自主的动作控制，不断为中枢神经系统提供学习刺激和练习机会，最终，大脑能根据环境、自身姿势与活动所带来的刺激，随意调节肌肉群，完成各种姿势控制与动作控制，以及更为复杂的认知、语言等心理活动。

第四节　脑瘫儿童动作教育的重要观念

脑瘫儿童的康复始于 18 世纪。在此之前，人们对脑瘫的了解极其匮乏。1844 年英国矫形外科医生李德提出了强直性痉挛的概念，在随后 50 年左右的时间，对脑瘫概念的全面认识在实践中逐步得到提高，脑瘫的定义不断被完善和发展，脑瘫儿童的康复也随之得到发展，多种康复方法（手段）被广泛采用。如 Bobath 法、Rood 法、Vojta 法、Peto 法等。这些康复方法（手段）在一定程度上针对脑瘫儿童已形成的障碍进行了治疗，改善了功能，提高了生活自理能力及生活质量。但是，随着人类社会的进步，随着世界特殊教育的发展，现有的大多数康复方法（手段）却仍然处于临床观察和推理阶段，没有把效果聚焦为理论，许多实践操作缺乏理论指导。

在全人和个体化教育理念的推动下，脑瘫儿童的康复从单纯的症状"治疗"发展为全人的知觉—动作"教育"，脑瘫儿童的康复变更为脑瘫儿童的动作教育康复。这是实践经验向理论转化的过程，也是理论得到实践验证的过程，脑瘫儿童的康复向前迈进了一大步。

脑瘫儿童的康复是医疗，更是脑神经之教育活动，脑瘫儿童的动作教育康复应该主张全人和个体化的疗育观念。

一、康复是医疗，更是脑神经之教育活动

脑瘫儿童的肌肉张力平衡发展理论是神经发展平衡治疗系统的理论精髓之一。它的提出使得脑瘫儿童的肌肉张力增高问题不再是专业人员及家长的梦魇。肌肉张力平衡发展理论从根本上解决了肌肉张力高张、低张的发展问题，把肌肉张力、肌肉力量和动作控制从测试概念推进到可执行的操作概念，从直接针对肌肉的牵拉上升到利用动作活动与姿势摆位，促进中枢神经系统的发育和成熟。

（一）康复的医疗化

脑瘫的临床诊断并不困难，它并非疑难症。目前，让专业人员头疼的是，脑瘫尚无根治的办法，只能针对已形成的障碍进行康复治疗，尽最大努力维持并改善功能，提高功能性动作能力，达到生活自理或部分自理，以及回归社会的目的。对脑瘫儿童常见的肌肉张力增高、动作控制不协调等问题，常采用的方法（手段）有徒手操作牵拉降低肌张力、破坏性手术、穿矫正器具等，但这些都不能维持长期疗效，仅有一些短期成效。在治疗性策略里面，脑瘫儿童作为人的独特性、思想性、能动性几乎都泯灭了，我们常常只看见肌张力增高、构造变形等问题，不知道脑瘫儿童的需求、感受、情绪和作为人的主观能动性。

针对症状直接采取强硬手法给予干预是早期脑瘫康复的无奈选择，也是脑瘫康复发展的必经之路，为现代脑瘫康复提供了重要的实践经验。

（二）康复是脑神经的教育活动

脑瘫的临床表现包括三个基本要素：早期性、非进行性、以运动功能障碍及姿势异常为主。其中，早期性指脑瘫应早发现、早康复，力求取得最佳疗效。非进行性确认了脑瘫有一定的康复价值。以运动功能障碍及姿势异常为主，同时伴随认知、语言等多种障碍，说明脑瘫康复应采用以动作为核心的全人疗育模式。重视全人的学习需求，在掌握情绪心理特点的基础上，主要通过身体稳定（中线）基础构造条件由上至下地成熟发展，帮助受损的中枢神经系统由下至上地成熟发

展，从无到有、从不会到会去掌握身体姿势平衡，发展基础静态的姿势控制和基础动态的活动控制，实现静态稳定的姿势控制和动态稳定的动作控制。

改变的顺序及发展的内在秩序依次是肌肉张力的平衡、动作控制的平衡，以及不适当动作模式的矫正。这一过程本身就是大脑的学习过程，是一个完整的反射弧，包括感受器、传入神经、中枢神经、传出神经和效应器等传导通路，也被称作学习的基本机制。在这个反射弧中，当个体通过触觉、前庭觉和视觉接收到刺激，通过传入神经将这些刺激传入大脑，大脑进行分析处理，然后迅速发出指令，通过传出神经到达效应器（如肌肉），引起肌肉的收缩，被我们看到的就是个体所做出的动作。在个体生命存在的任何时候，这个过程都不停地被反复操作着，帮助我们习得动作，以及获得各式各样的认知和情感经验。

随着神经发展平衡治疗系统的推广，越来越多的脑瘫儿童康复工作者开始认识到脑瘫儿童的康复是治疗，更是大脑神经的教育活动，脑瘫儿童的动作教育康复不是只有动作的学习，它是建立在个体生理、心理情绪，以及认知、语言等全人发展基础上的整合性的教育活动。

二、脑瘫儿童的动作教育要注重全人的发展

脑瘫是非进行性的中枢神经受损所造成的综合征，主要表现为感知觉与运动障碍，以及姿势的异常，同时伴随相关的并发症，如癫痫、智力障碍、语言障碍等。由于脑瘫儿童最外显的特点是运动障碍与姿势异常，以及认知与语言障碍，因此，教育康复训练人员在选取康复训练项目时，存在着只关注以上几个领域的现象。殊不知，在脑瘫所表现出的综合征中，感知觉系统的异常、情绪和心理问题是影响上述各个领域发展的基础与关键因素。

（一）人类学习发展的历程

在人类学习发展历程中，感知觉系统的发育和成熟与动作能力的发展是相辅相成的。它们不仅互为条件，而且相互促进。两者的发展与认知、语言、情绪心理的发展联系紧密，是各项心理活动与人格发展的重要基础。

第一步是感觉通路的建立，使大脑具备接收外界刺激的能力。

第二步是感觉动作的发展。在感觉经验的积累过程中，神经发育带动反射动作出现，肌肉张力逐渐发展。

第三步是身体形象的认识。由于感觉与动作经验的积累，个体对身体形象有新的认知，增加了动作的灵活度。

第四步是知觉运动的形成。大量的感觉动作经验形成了知觉，从而建立起基本的认知能力。

第五步是认知学习的产生。有了基本的认知判断能力，个体就具备了接受课业学习与适应团体生活的能力，相应地发展出适当的情绪、心理及语言能力。

（二）全人的发展

掌握脑瘫儿童教育康复的重点问题，我们应从认识人类学习发展的过程开始，再进一步扩展到人类的社会性学习。脑瘫儿童的动作、认知、语言，以及情绪心理的发展具有协同性，在发展过程中各项内容没有谁先谁后、没有彻底分离，只有整体协同下的轻重缓急。

从人类学习发展的历程中可以看出，感知觉的发展是运动、认知、语言、情绪心理发展的前提和基础。就脑瘫儿童而言，其认知与语言的学习在某种情况下可以先于动作的发展，所以认知与语言能力会影响动作的学习。同时，绝大多数脑瘫儿童由于感知觉系统的发育存在异常现象，因此，情绪和心理容易受到环境刺激的改变而发生改变，容易出现紧张情绪，导致其在动作学习上有更强的紧张性原始反射和紧张性姿势反射。

在对脑瘫儿童的各项障碍进行综合研判时，需要肯定动作康复的基础性作用，需要关照紧张情绪对异常肌肉张力与异常姿势的广泛影响能力，需要用心去体会认知能力在学习训练中如何发挥优势作用、又该如何规避劣势影响。需要肯定的是，在教育康复训练中，利用脑瘫儿童喜好的物品、人，以及游戏活动等来转移他们对姿势与动作的紧张情绪，是一种最为简单可行的教学策略。这种策略将动作学习与认知、语言、情绪心理等紧密结合，在以动作为基础的教育康复模式中体现了"全人的发展""个体化的疗育""在快乐中学习"等重要的教育康复观念，真正做到脑瘫儿童康复既是"医疗"也是"教育"的全人发展的理念。

三、脑瘫儿童的动作教育应满足个体化的疗育需求

人的发展是一个整体的历程，从纵向来看，是以时间为经；从横向来看，是以领域为纬。群体的发展具有普遍规律，个体的发展具备个别特点。从事脑瘫儿

童的动作康复，我们既要重视从纵向和横向两个方面的交织看待生命，又要重视从生理和心理两个角度关注个体的康复需求，强调对这四个方面进行整体性的把握，在康复现场真正做到以个案为中心的个别化服务。

个体化疗育需求主张脑瘫儿童的学习应当依据自己的速度而前进，它与个别化教育一脉相承。两者都强调尊重儿童的个性差异，以儿童为中心，真切关照每个儿童的潜能开发和个性发展。两者的不同之处仅仅是对象的不同，前者的服务对象是既有教育需求又有医疗需求的儿童，后者的服务对象往往是只有教育需求的儿童。

个体化疗育需求强调依据儿童的年龄、性别、动作发展的现有能力与训练阶段、障碍类型与部位、异常肌肉张力的分布、感官知觉与情绪心理等因素，对脑瘫儿童的疗育需求进行整体性分析。具体言之，包括依据神经发育学理论来理解学习区和学习目标，依据能力区来理解学习情境与选择适当的学习方式，依据现有合并症规划适当的教育康复策略，并创造优势带动弱势。

（一）依据神经发育学理论来理解学习区和学习目标

学习区是脑瘫儿童动作发展之现有能力的所在阶段。神经发展平衡治疗系统根据神经发育学理论，将0—6岁儿童之粗大动作能力划分为三十多个功能性动作，共分为五个学习区。具体内容如下：头颈控制学习区，包括仰卧肢体活动3下、倚物站立可头直立2秒、坐立可头直立2秒；躯干控制学习区，包括俯趴至仰卧翻身1下、仰卧至俯趴翻身1下；躯干与上肢控制学习区，包括双上肢支撑2秒、双手支撑坐2秒、跪坐双手支撑2秒、俯趴双上肢支撑可交替抬手3下、独立坐2秒、双手被动扶持站立2秒、双手被动扶持高跪2秒、双手被动扶持跪走3步、四点爬姿倒退坐立起1次；骨盆控制学习区，包括四点爬姿2秒、爬行3步、双手扶物高跪2秒、双手扶物跪走3步、单手扶持跪走3步、独立高跪姿2秒、独立跪走3步、单手扶物站立交替抬脚3下、独立倒退跪走3步、单手扶物交替半跪3下、单脚独立半跪姿2秒、独立交替半跪3下、独立行走3步；下肢控制学习区，包括单脚半跪站立起1次、蹲姿2秒、双脚连续蹲站2下、蹲走3步、单脚站5秒、蹲跳2下、单脚跳5下。

评估时，教育康复老师主要运用观察法和操作法，测试出脑瘫儿童动作发展的现有能力，明确其动作发展训练阶段，即学习区。以现有能力为基础，继续向前发展，拟订学习目标。学习目标就是脑瘫儿童动作发展之现有能力的下一个功能性动作，例如，现有能力是"坐立可头直立2秒"，处于头颈控制学习区，其动作发展之现有能力的下一项是"俯趴至仰卧翻身1下"。"俯趴至仰卧翻身1下"就是他的下一个短期学习目标，学习区为躯干控制阶段。

（二）依据能力区来理解学习情境与选择适当的学习方式

能力区主要指学习区，同时兼顾感官知觉、语言认知与情绪等。孩子不相同，学习区就可能不同，即使学习区相同，感官知觉或语言认知及情绪也可能不相同。对于动作发展训练阶段处于骨盆或衔接下肢控制、情绪稳定、语言认知好的脑瘫儿童，我们常常可以采用指令或任务制约与指令相结合的方式进行教学，脑瘫儿童的学习主动性高，对学习情境的适应性较好；对于动作发展训练阶段处于躯干或上肢控制、情绪敏感、语言认知普通的脑瘫儿童，我们常常采用反射制约或反射制约与诱导物相结合的方式进行教学，脑瘫儿童的学习多处于被动学习状态，需要制造快乐、轻松，或者安静的学习情境；对于动作发展训练阶段处于头颈控制、感知觉迟钝、语言无、认知差的脑瘫儿童，我们多用刺激手法来启动他们对外界刺激产生反应，或者刺激手法与诱导物结合，他们更需要安静、快乐的学习情境。

需要特别注意的是，如果教育康复老师不能针对能力区为脑瘫儿童选择恰当的学习情境与学习方式，例如为能力区处于躯干控制阶段、感知觉敏感、认知差的个案选取指令听从的学习方式，设计很多需要其自主完成的动作；那么，在训练过程中，处于非指令听从能力区的脑瘫儿童不具备配合指令完成任务的动作与认知能力，一方面出现不配合指令或要求的现象，一方面会因为任务太难而产生退缩，甚至衍生出害怕恐惧的情绪。不仅无法实现自主性动作学习，而且容易导致脑瘫儿童由于对训练过于紧张，产生抵抗训练的各种负向情绪，同时，全身肌肉张力可能升高，动作康复训练难度增加。因此，特别希望脑瘫儿童的教育康复老师必须具备依据其能力区选择适当的学习情境与相应的学习方式的能力，脑瘫儿童的家长也应该听从教育康复老师的指导，在日常生活中营造更愉快的学习情境来帮助孩子进行有效的学习。

（三）依据现有合并症规划适当的教育康复策略

教育康复策略和功能性动作训练如果选择不恰当，会导致脑瘫儿童出现大量代偿性合并症，如学习区未达到下肢控制阶段的脑瘫儿童，对其进行大量的站立与行走训练，就容易出现脊柱侧弯、骨盆歪斜、膝反张与尖足等肌肉挛缩或紧缩的现象。长时间以长坐姿的方式安放在地上、沙发上、床上等，脑瘫儿童的脊柱容易后凸，出现背肌松弛、脊柱歪斜等现象。让脑瘫儿童过早且长时间使用矫形鞋，会使他们的腿部肌肉发育不良等。这些合并症令脑瘫儿童的原发性障碍程度进一步加剧，使肌肉张力失衡状况进一步扩大。如果不及时改善这些合并症，脑瘫儿童的肌肉张力失衡的问题会越来越严重。

在规划教育康复策略时，首先，应该考虑剔除造成合并症的原因，从而减缓障碍程度增加的速度。例如，多数能行走的低龄脑瘫儿童常有膝反张与尖足现象，主要是因为超前使用双下肢。也就是说，在双下肢伸展与屈曲控制能力不足的情况下，超过其能力范围进行过多的站立、行走、上下楼梯等训练活动，膝关节、踝足关节的伸展肌肉群与屈曲肌肉群过度使用（主要是伸展肌肉群），结果是伸展肌肉群之肌肉张力升高，屈曲肌肉群肌肉张力被动松弛，出现膝反张现象，以及尖足现象。了解了造成膝反张与尖足的原因后，家长与教育康复人员应该持有的正确观点是，在学习区尚未进入下肢控制阶段时，应尽量减少对脑瘫儿童实施协助下的行走、上下楼梯等训练活动，更不能大量进行牵手的行走或上下楼梯训练。其次，对已有的合并症要从全身肌肉张力分布的特点出发采取相应的处理策略。例如，处于骨盆控制阶段、异常肌肉张力分布为全直直二的个案，为了改善膝反张的问题，需要进行大量膝屈曲肌弯曲肌肉张力的训练，根据脑瘫儿童的年龄、体积，以及认知情况，可以选择青蛙跳、负重跪走、交替半跪、矮凳上的交替抬脚等训练活动。

（四）创造优势带动弱势

人的发展是复杂而多面的。在发展的各种维度中，优势与弱势是十分常见的一种表述。优势与弱势辩证统一、相携存在。有优势就有弱势，有弱势也同时存在优势。

在脑瘫儿童的教育康复训练中，可以从以下两个角度来看。首先，脑瘫儿童的主要问题虽然集中表现在动作的学习上，但是，在动作学习之外，还有很多其他的学习内容，如认知、语言等方面的学习。部分脑瘫儿童甚至在认知和语言的发展上都十分良好。在教育康复训练过程中，老师可以利用脑瘫儿童的认知与语言的发展优势，来引领动作的学习。例如，练习新的动作时，采用示范的方法演示给脑瘫儿童看，利用他们发展较为有优势的认知来教学。在与其互动时，利用游戏活动，激发他们的主动语言，提高练习动作的积极性和主动性等。其次，在动作学习范畴内，脑瘫儿童全身的肌肉张力的分布是不平衡的。在相应的学习区，人体从前后侧来看，存在相互拮抗之肌肉的肌肉张力都弱的现象，如果把肌肉张力按 100 分计算，相互拮抗之肌肉的肌肉张力分别在 50 分以下；人体从左右侧来看，也存在双上肢或双下肢肌力都不足的情况，如果把人体肌肉力量也按 100 分计算，左右两侧肢体的肌力分别在 50 分以下。面对这些情况，我们在进行教育康复训练时，要依据人体前后侧肌肉张力发展的规律，即首先发展伸展肌肉的肌肉张力，当伸展肌肉之肌肉张力达 60 分以上时，伸展的优势就展现了。伸展肌肉的伸展优势正是补足屈曲肌肉之肌肉张力的好机会，从而让前后侧拮抗肌之肌肉力量得到提升。人体左右侧肢体的发展也是这样，先加强其中强的一侧，当单侧肢体的肌力达到 60 分以上时，再进行协同性训练，用优势带动弱势，补足弱势侧的肌力。另外，从全身异常肌肉张力的发展来看，身体的不同部位或关节的伸展优势与弯曲优势可以带动相应部位或关节的伸展与弯曲肌肉张力的发展。例如，学习区处于躯干控制阶段的，异常肌肉张力分布为下弯的脑瘫儿童，髂腰肌的弯曲肌肉张力就是他们的优势。在动作设计时，可以利用髂腰肌的弯曲来带动腹肌弯曲肌肉张力的发展。又如，学习区处于头颈控制阶段的，下肢伸展肌肉张力较强的异常肌肉张力分布为上弯的脑瘫儿童，协助下前倾式站立的活动设计就是在利用下肢的伸展肌肉张力启动颈背部的伸展肌肉张力的摆位活动训练。

（五）家长的需求

针对脑瘫儿童的动作教育康复，一方面要考虑脑瘫儿童自身的生理与心理发展的需求；另一方面，还要特别关注是谁在为脑瘫儿童提供日常生活照顾、配合老师进行教育训练。因为照顾者不同，包括年龄、理解能力、体力等的不同，很可能带来不同的康复效果。首先，在脑瘫儿童的动作教育康复中，一部分儿童由年纪较长的祖辈照料，一部分儿童由正值青壮年的父母照料。由祖辈照料时，动作教育康复训练的活动一定要控制体力的付出，以静态或动态摆位活动为主，动作训练计划操作技巧尽量简单，绝大多数动作可以由脑瘫儿童自己完成或只需要少量的协助，使用的器材也应少一些。如果由父母照料，康复训练的活动选择范围则更广泛。其次，父母亲的理解能力也是活动设计考虑的重点。理解力较好的父母或其他家人几乎能够完全复制教育康复老师的训练活动。因此，可以适当向父母讲解操作原理和训练重点，以及学习观察孩子在训练中的反应，能适当调整训练剂量。如果父母或家人对教育康复观念不能充分理解，操作技巧差，此时，教育康复老师应该简化自己的操作活动，帮助家长学习完成他们力所能及的操作活动，以静态或动态摆位活动为主。此时，教育康复老师的教学训练重点就不仅是脑瘫儿童，也包括家长或其他照顾者。需要将康复训练的专业理论转化为通俗易懂的语言教给家长，期待在老师的教学训练过程中，家长也跟随孩子的训练一起进步。这些都是个体化需求应该考量的因素，它们都将直接影响脑瘫儿童教育康复训练的效果。

四、脑瘫儿童的动作教育强调愉快的学习氛围

脑瘫儿童的动作教育是人的学习活动，是人以粗大动作为核心的全面的学习活动。难易程度、乐趣、成就感、动机等是促进学习活动产生和进行下去的关键，记忆、情绪、人际互动等则是有效学习活动的保障。脑瘫儿童的动作教育康复训练不单单是动作的练习或学习，更是个体动作、认知、语言、情绪心理的综合与整体性活动。如何能提高大脑的工作效率？这是众多教育康复工作者和家长所关心的重要问题。基于大量的临床实践经验和心理学研究结果发现，个体的情绪心理状态及其变化都对学习有着重要影响。

脑瘫儿童的动作教育主张应为孩子创设愉快的学习氛围，让他们感受到自己被大家所尊重，让他们体会到教育康复训练活动是基于他们的需求而开展，不是成人强迫下的活动。我们应该跟随孩子的脚步，尊重孩子的感受，领会孩子的需求。在此基础上，结合专业的摆位与活动训练，令脑瘫儿童在愉快的或适度紧张的状态下进行各项学习活动。举个例子来讲，譬如对智力发育正常的两岁以上的徐动型脑瘫儿童开展教育训练，可以一边聊天一边操作，聊的内容当然是孩子听得懂且感兴趣的。还可以一边玩一边完成训练，玩的内容也是孩子喜欢的。同时，在制订动作教育康复训练计划时要考虑计划的难易程度，不能过难，也不能过于简单。如此，脑瘫儿童学起来最有趣，也最乐于学。

第四章

脑瘫儿童动作教育的评估技术

脑瘫儿童动作教育的起点与重点是评估，正确而准确的评估是随后进行有效教育康复训练与家庭指导的保障。

动作教育评估需要从明了评估的目的开始。在掌握评估原则的基础上，依据评估表的项目，清晰而准确地了解脑瘫儿童动作发展的现有能力、发展阶段、障碍类型、障碍部位、异常肌肉张力分布、内科诊断疾病，以及相关感官能力，正确撰写主要问题和动作教育康复训练计划，以及拟订长短期目标。

第一节　动作评估的目的与原则

对于评估我们并不陌生，婴儿出生时就有出生状况的评估，进入学校有学业成绩的评估等。这些评估都有各自的目的，也遵循相应的原则。脑瘫儿童动作教育的评估是为了准确有效地找准其学习需求和学习重点。为了评估的准确性，临床评估一定要注意如下重要事项。

一、评估的目的

（一）观察脑瘫儿童的实际表现，对其知觉与动作失衡的问题作出判断

脑瘫儿童及其他障碍儿童都有知觉与动作的双重问题。脑瘫儿童虽然绝大多数表现为动作问题大于知觉问题，但是，也有少数进入骨盆控制阶段的个体，其知觉问题开始影响动作控制高阶能力的平衡发展，知觉与动作的发展开始变得同等重要，甚至某一个关键动作能力的发展必须依赖知觉能力的进步。如果总是以动作教育为主，忽略知觉学习的重要性，譬如忽略利用数数制约与任务制约教导

脑瘫儿童的指令听从能力的教学策略的运用，脑瘫儿童的动作教育康复训练很可能将难以顺利进行下去。这就需要教育康复人员能准确判断他们的学习重点，避免自始至终都以动作为主的活动设计。

（二）正确选用全人（个体化）疗育评估记录表一、二、三

对脑瘫儿童知觉与动作问题的判断是选择全人（个体化）疗育评估记录表的直接标准。动作发展学习区处于上半身的脑瘫儿童，动作问题大于知觉问题，应该选用表一；动作发展学习区处于骨盆及下肢控制阶段的脑瘫儿童，动作问题大于知觉问题，选用表二；动作发展学习区处于骨盆及下肢控制阶段的脑瘫儿童，如果动作问题与知觉问题同等重要，甚至知觉问题开始影响动作的学习时，选用表三。

从知觉与动作两个维度来分析个体的学习活动，令复杂的学习活动顿时变得有章可循，顺着知觉输入和动作输出这条线索，我们分析了四种学习类型及其学习重点。

第一种类型及其学习重点：动作发展较之知觉发展失衡更严重的脑瘫儿童，他们的康复要点是，在关照其获取（输入）的信息与这些信息带来的情绪反应之基础上着重调整失衡发展的肌肉张力，促进功能性动作能力的发展（输出）。在功能性能力的进步（输入）的基础上进一步带动认知、语言、情绪心理的整体改变（输出）。

第二种类型及其学习重点：在这条线索之下，知觉发展较之动作发展失衡更严重的轻度发育迟缓儿童，他们的康复重点是，通过对其进行有效诱导（输入）及对其身体恰当协助，改变其身体强势的伸展本体觉及肌肉张力，逐步接受与习惯原本对他们而言十分陌生与害怕的弱势的屈曲本体觉及肌肉张力，完成高跪或跪走等高阶的身体控制活动（输出）。在此基础上，紧张的情绪因为在环境中与物及人的交互过程中所获取的身体经验（输入）越来越多、越来越稳定，而逐步减低。个体对环境的主动探索活动由此不断增多（输出），其认知、语言等高级思维活动，以及社会性能力得到发展。

第三种与第四种类型与学习重点：知觉发展与动作发展失衡的状况接近，有的同等轻症，有的同等重症。同等轻症的应当是全面发育迟缓儿童，他们的康复

重点与轻度发育迟缓儿童相似。不同之处则在于，全面发育迟缓儿童的身体基础构造能力较之轻度发育迟缓儿童的更差。在关照敏感情绪的同时，需要更加重视身体基础构造能力的发展。知觉发展与动作发展失衡状况表现为同等重症的儿童，他们是极重症脑瘫儿童和癫痫儿童，其康复重点与脑瘫儿童相似，但是需要特别强调其身体的活动体能、心肺功能等活动。教育康复训练应从启动这些维持生命的活动开始，进而改善失衡的肌肉张力、构造能力的发展，最终改善功能性动作能力，带动高阶认知。

（三）了解孩子的现有能力和可能的学习需求

脑瘫儿童动作教育的临床评估从进入评估现场的那一刻就开始。选用什么方式来到评估现场，主要取决于其功能性动作能力，即动作发展的现有能力。因为其现有能力的差异，有的是被抱来的，有的是被牵行而来的，有的是坐在轮椅上被推来的。只能携抱还不能坐轮椅的脑瘫儿童，其动作发展的现有能力通常未达到"盘坐姿双上肢支撑 2 秒"。能被牵行但姿势异常的脑瘫儿童，其动作发展的现有能力可能达到"独立高跪姿 2 秒"或"独立跪走 3 步"等。这种观察评估法能对脑瘫儿童现有能力所在的范围进行大致判断，避免盲目地将评估的项目从头至尾连续测试，节省了评估时间，有助于脑瘫儿童维持良好的体力参与评估。

根据观察所得的信息，从评估表中挑选最有可能的项目开始测试。通过某一个项目即表示该项能力已经达成，就进行下一项的测试，直至连续两项不能通过时，则两项之前能通过的项目则为该名脑瘫儿童动作发展的现有能力项。如果一开始就不通过，就应该往前一项进行测试，如果仍不通过，则继续往前一项测试，直至连续通过两项时，则其中靠后面的一项就是该名脑瘫儿童动作发展的现有能力。例如，从"独立高跪姿 2 秒"项开始测试，此项不通过，则往前一项"单手扶持跪走 3 步"进行测试，该项通过，继续往前再测一项"双手扶物跪走 3 步"，如果此项也通过，那么，连续通过的两项中"单手扶持跪走 3 步"是靠后面的一项。所以，该名脑瘫儿童动作发展的现有能力项为"单手扶持跪走 3 步"。

动作发展的现有能力所在的动作发展阶段就是该名脑瘫儿童的学习区。例如，现有能力为"单手扶持跪走 3 步"，学习区就是骨盆控制动作发展阶段。

学习重点包括脑瘫儿童的障碍类型、障碍部位，异常肌肉张力分布等信息。根据我们对动作发展现有能力的观察，以及骨科的徒手测试，能大致了解脑瘫儿童的障碍类型、障碍部位、异常肌肉张力的分布等信息。运用神经发展平衡治疗系统的理论对这些重要信息进行综合分析与比较，最终归纳整理出某一位脑瘫儿童的学习重点。

在此基础上，仔细留意脑瘫儿童对环境的反应，包括对物的兴趣、对人的外形、指令的反应等，由此来判断其认知反应和情绪、语言等相关感官能力的学习需求。例如，看见陌生人就开始哭闹，评估人员进行测试就害怕，肌肉张力明显受到情绪心理的影响而升高等情况，常常表明该脑瘫儿童认知反应正常、情绪心理敏感等。如果看见陌生人没有害怕的反应，反而很兴奋，并主动与陌生人产生身体互动等行为，在通常的情况下，这名脑瘫儿童较前一位脑瘫儿童而言，认知反应会差一些。

（四）帮助拟订长短期目标，制订适合孩子的训练目标和计划

脑瘫儿童的动作教育评估是为了准确判断个体的动作发展现有能力，动作发展现有能力是依据功能性动作发展的顺序所安排的，根据功能性动作的发展顺序与方向，我们就能拟订发展的长期与短期目标。在掌握脑瘫儿童的学习重点与学习需求的基础上，制订出具有针对性的动作训练计划，以符合脑瘫儿童全人的和个体化的疗育要求。

二、评估的原则

（一）从脑瘫儿童的自然姿势开始，避免重复

在评估的时候，动作教育康复老师和家长容易忽略脑瘫儿童的紧张情绪，在乎指令要求下的功能性动作能力表现。看见脑瘫儿童动作缓慢，不仅不会进行适当地安抚、放缓测试节奏，以降低紧张情绪，而且会不断催促，要求其立刻完成这个指令要求下的动作。在这些成人眼里，脑瘫儿童的身体就应该是自如的、完全受他们自己支配的，动作缓慢的原因是孩子的态度不够端正、学习不认真。他们哪里知道，大多数脑瘫儿童的肌肉张力较高，全身的本体觉及肌肉张力发展失衡，眼睛有斜视，前庭觉发展异常敏感。他们很害怕挪动身体或变换姿势，更害怕别人用力牵拉自己活动度严重受到限制的关节。

在测试过程中，随着指令要求的不断增加，其情绪也越来越紧张，肌肉张力会继续升高，执行姿势转换和功能性动作更加困难。如果测试过程太长、反复要求其进行姿势转换、频繁地被动操作与牵拉等，更容易加剧情绪的紧张度，导致关节活动困难度更大、功能性动作表现更差，令测试结果出现错误。

因此，我们对脑瘫儿童的现场评估，应该从孩子的自然姿势开始。首先，利用各种有效的诱导和转移注意力的技术，安抚他们的紧张情绪。其次，减少对其身体进行多次重复的测试操作，并尽量避免不必要的牵拉。做到这几点，就能评估出最接近脑瘫儿童真实能力的现有能力和学习重点。

（二）注意脑瘫儿童的情绪，消除心理的不安全感与紧张情绪

脑瘫儿童由于姿势异常与动作控制不良，他们对周围环境中所发生的事情常常持有不确定的态度，心理的不安全感较强，评估过程中的紧张情绪较之一般儿童更严重。

在现场评估时，我们要注意观察他们的认知、情绪心理等行为表现，借助这些重要信息，我们需要快速了解孩子的学习兴趣，利用聊天、唱歌、玩具诱导等转移专注力的方法和技术，顺利引导其配合指令完成各项测试。在此过程中，成人如果拥有温柔的声音，接触孩子身体时带给他们温暖的触觉体验，幽默的沟通方式等，那么消除脑瘫儿童紧张情绪和降低其心理不安全感就容易多了。当然，最为重要的还是熟练地掌握评估和测试内容与手法，尽量避免重复测试。

（三）选择脑瘫儿童乐意接受的教育康复评估者或照顾者与之互动

现场评估最容易诱发脑瘫儿童紧张性情绪反应的是人的因素。这些聪明的孩子最害怕被陌生人触碰，害怕陌生人用力牵拉自己的身体，害怕疼痛的感觉。

在现场评估时，我们要选择他们喜欢的教育康复评估人员主导评估，或者请脑瘫儿童熟悉的主要照顾者参与评估时的诱导，教育康复评估人员可以通过教导照顾者来间接完成评估。这样做的目的是降低现场评估时人为造成脑瘫儿童的紧张情绪。

（四）建立良好的互动关系

脑瘫儿童常常表现出缺乏自信的人格特征。他们在接纳新环境和与人互动过程中缺少必要的自信和行动能力，容易出现胆怯、担心、害怕或害羞的情绪。

在现场评估时，教育康复评估人员一定要运用转移注意力、投其所好、体贴、支持等方法和策略来帮助脑瘫儿童缓解紧张的情绪，降低其心理不安全感。当他们透过活动获得了一定的身体和操作经验，发现自己是具备一定能力的，同时在活动中得到了成人对他们行为的具体鼓励，就能逐渐形成对自己能力的模糊认识，形成对自己及自己能力的肯定性评价。这一过程就是个体自信心萌芽和发展的必经路程。在此基础上，脑瘫儿童从信任自己的身体发展到对自己有信心，从对自己有信心发展到信任周围与之友好接触的他人。教育康复评估人员如果对其提供恰当的支持和协助，也就容易与之建立良好的互动关系，从而令现场评估更为顺利。

（五）注意脑瘫儿童的身体健康状况

脑瘫是中枢神经系统受到损伤所导致的综合征，虽然主要症状是姿势异常和动作发育障碍，但是，脑瘫儿童所患疾病比较多，包括癫痫、心脏、肺部等多种较为重大的疾病。他们中的多数儿童体质较差、发育缓慢，对环境的适应能力也较差。

在现场评估过程中，教育康复评估人员一定要仔细观察脑瘫儿童的面部，包括面色、嘴唇的颜色、眼神、呼吸频率等体征，注意他们在完成评估时的神态。如果发现异常情况应及时停止评估，让其休息，在必要时还要及时就医。

第二节　动作评估的方法

我们进行现场动作评估是为了全面了解脑瘫儿童的动作发展现有能力与学习区、障碍类型与障碍部位、异常肌肉张力、心肺疾病与相关感官能力等学习重点与学习需求。这些信息中的绝大部分内容，教育康复评估人员可以透过临床观察、操作测试获知。但是，有一些信息在评估现场观察不到。例如，脑瘫儿童的名字与年龄、是否有癫痫与心肺疾病、是否做过手术、日常生活主要照顾者是谁等。在现场评估时，一方面要针对脑瘫儿童的动作、认知、语言及情绪心理等学习重点进行观察与检测；另一方面要对主要照顾者进行询问，获悉相关的学习需求信息。这样一来，评估所获得的信息会更全面、更具体，便于教育康复评估人员迅速而准确地了解脑瘫儿童的整体状况，也便于主要照顾者与教育康复评估人员之间能够快速建立起信任关系。

一、询问评估

（一）询问评估的内容

询问评估主要指运用口头提问的方法，针对主要照顾者，通常是家长，询问脑瘫儿童的基本资料，包括姓名、出生年月、年龄、性别、医生诊断等内容；询问脑瘫儿童的发育状况，包括是否早产、出生时的状况、出生时的身高体重等发育指标等；询问脑瘫儿童是否患有影响动作教育康复训练的疾病与服药情况，包括是否有癫痫、心脏病、肺部疾病等内容。

（二）询问评估的作用

教育康复评估人员通过询问，一方面了解脑瘫儿童姓名等基本信息，并通过与家长之间的友好交谈，在一定程度上缓解脑瘫儿童的紧张情绪。另一方面，通过家长的讲述，我们迅速了解脑瘫儿童的康复历程与家长的教育康复观念。在此基础上，教育康复评估人员一方面可以有侧重地向家长介绍动作教育康复训练的基本观念和做法，一方面可以针对家长与脑瘫儿童的实际情况给出脑瘫儿童日常照顾的重点及训练注意事项等。需要注意的是，教育康复评估人员的沟通方式必须结合家长的理解能力，具备将复杂的理论简化为通俗、形象的观点的能力，帮助家长快速理解孩子的问题、掌握当前及未来的教育康复训练重点，期待其能积极地支持与配合，并有效地参与到孩子的动作教育康复训练中。

二、观察评估

观察评估的内容最广泛，也最检验教育康复评估人员的专业能力。

（一）观察评估的内容

观察评估时，教育康复评估人员主要通过视觉和听觉等感官来了解脑瘫儿童的各种能力。观察的内容主要包括脑瘫儿童的自然姿势、动作能力、认知、语言、情绪心理等。从脑瘫儿童进入评估现场观察就已经开始，直到他们离开观察方为结束。

自然姿势主要指脑瘫儿童自然摆位时肢体的状态，以及在动作转换过程中呈现的身体姿势。动作能力主要指在协助或主动控制状态下个体呈现的动作控制能力。认知评估最主要的是观察脑瘫儿童在评估现场的各种反应，比如他们的眼睛立刻警觉地向四处观看，最后有点胆怯和惶恐地落到评估人员身上；或者他们进入评估现场就开始不停地哭闹，但是，家长将他们抱出评估现场后就立刻停止哭闹；或者在一旁专心倾听家人和评估人员的谈话等。有类似情形出现的脑瘫儿童，通常情况下，他们的认知反应正常，能从环境中快速判断对自己有利的信息，也能回避有可能给自己带来伤害的人和事。如果他们对评估环境中的人或物都缺乏回应，甚至漠不关心，其认知反应可能比较差或很普通。语言评估一般可以让脑瘫儿童说出自己的名字，或假装评估结束向他说再见，观察他的口语表达，评估结果包括无口语、构音异常、语言能力差和正常四项。情绪心理包括敏感和稳定两项，认知正常且容易出现哭闹或防御现象的脑瘫儿童，其情绪心理是敏感的。绝大多数脑瘫儿童情绪心理都是敏感的，情绪心理呈现稳定的情况极少。

另外，在现有动作能力的观察中还可以细化到异常肌肉张力的分布、障碍类型及障碍部位。但是，这些学习重点与学习需求的评估仅仅依靠观察还不够准确，因此，脑瘫儿童动作评估还需要教育康复评估人员徒手进行实际操作，仔细测试脑瘫儿童的身体构造及重要肌肉群的失衡情况。

（二）观察评估的作用

教育康复评估人员通过观察评估，能快速而直接地了解与脑瘫儿童教育康复训练密切相关的多项重要能力，其中最为关键的是认知反应、情绪反应和动作能力。与操作评估相比较，观察评估更容易获得脑瘫儿童的真实能力。观察评估以看和听为主，极少介入脑瘫儿童的现场活动，不轻易对他们的身体直接实施操作。所以，观察之下的脑瘫儿童情绪敏感度相对较低，也更愿意表现自己的真实能力。

观察评估主要依靠评估人员的经验对脑瘫儿童所呈现的活动进行评估和分析，虽然在客观上存在一定的主观性，但是，评估时所采用的评估表具有坚实而严谨的理论基础，每一项评估内容都富有详细而准确的操作方法和通过要求，从而为观察评估，以及接下来的操作评估提供了保障。

三、操作评估

（一）操作评估的内容

操作评估，顾名思义就是对脑瘫儿童的身体构造和重要肌肉群徒手进行实际操作。掌握这项技术的关键要素包括教育康复评估人员需要读懂脑瘫儿童行为背后的情绪心理、熟练掌握评估测试内容和准确无误地完成操作，以及能根据脑瘫儿童的实际情况灵活选择测试部位和操作手法等。尤其是针对容易哭闹的脑瘫儿童，评估人员要快速进行操作测试，否则由于情绪过于激动，肌肉张力容易快速发生变化，致使测试结果不准确。

操作的主要内容包括身体构造左右侧失衡的测试，分成脊柱与骨盆两部分进行独立操作；全身主要肌肉群的测试，分成臀肌、臀中肌、髂腰肌、股四头肌、膝屈曲肌、阔筋膜张肌、小腿尖足肌群（腓肠肌和比目鱼肌）等内容进行独立操作。

操作的步骤，主要按照从上到下、从正面到背面的顺序来进行。操作的姿势，分为坐姿、仰躺姿、俯趴姿和蹲姿。操作时必须熟记正确的操作手法，通过的标准要统一。

（二）操作评估的作用

教育康复评估人员通过操作评估，能准确判断脑瘫儿童的全身异常肌肉张力的分布特征，明确几组重要肌肉群的肌肉张力的失衡状况。评估人员对这些信息进行统整，最终确定出导致脑瘫儿童姿势异常与动作控制困难的主要问题。根据确定出来的主要问题，我们制订适合脑瘫儿童的学习需求的动作训练计划，以及实施训练的有效教学策略。

第三节　动作评估的内容

对脑瘫儿童进行评估，我们主要采用的是全人（个体化）疗育评估表一和表二。评估表的第一部分是基本信息，分为脑瘫儿童的姓名、性别、出生年月、年龄、医生诊断等五项内容。评估表最重要的是评估的具体内容，分为以下几个维度：现有能力和动作发展阶段、障碍类型和障碍部位、异常肌肉张力分布、内科诊断疾病和相关感官能力，以及主要问题、动作教育计划、长短期目标和注意事项。

一、现有能力和动作发展阶段

（一）现有能力和动作发展阶段的内容

脑瘫儿童的异常姿势和动作控制问题有很多。例如，坐不稳、ATNR 原始反射残存、脊柱侧弯的 S 形背、骨盆歪斜、尖足、剪刀腿、鸭子步态等，令人眼花缭乱，摸不着头绪。到底哪个才是脑瘫儿童的主要问题？先解决什么问题？从哪个部位开始着手？这些问题都需要我们去思考并解决。

现有能力和动作发展阶段是全人（个体化）疗育评估表的第一个维度，也是我们了解脑瘫儿童的第一把钥匙。

按照由近端到远端、从中间到两端的功能性动作发展顺序，神经发展平衡治疗系统把儿童的粗大动作发展过程划分为五个动作发展阶段和 34 项目标能力。

五个动作发展阶段由上到下分别为头颈控制阶段、躯干控制阶段、躯干与上肢控制阶段、骨盆控制阶段和下肢控制阶段。

粗大动作的 34 项目标能力，前 14 项目标属于全人（个体化）疗育评估表一，是上半身肢体障碍个案的学习和训练目标。后 20 项目标属于全人（个体化）疗育评估表二，是下半身肢体障碍个案的学习与训练目标，详见如下：

头颈控制阶段的 3 项目标：①仰卧肢体活动 3 下，②倚物站立可头直立 2 秒，③坐立可头直立 2 秒。

躯干控制阶段的 2 项目标：④俯卧至仰卧翻身 1 下，⑤仰卧至俯卧翻身 1 下。

躯干与上肢控制阶段的 9 项目标：⑥双上肢支撑 2 秒，⑦双手支撑坐 2 秒，⑧跪坐双手支撑 2 秒，⑨俯卧双上肢支撑可交替抬手 3 下，⑩独立坐 2 秒，⑪双手被动扶持站立 2 秒，⑫双手被动扶持高跪 2 秒，⑬双手被动扶持跪走 3 步，⑭四点爬姿倒退坐立起 1 次。

骨盆控制阶段的 13 项目标：⑮四点爬姿 2 秒，⑯爬行 3 步，⑰双手扶物高跪 2 秒，⑱双手扶物跪走 3 步，⑲单手扶持跪走 3 步，⑳独立高跪姿 2 秒，㉑独立跪走 3 步，㉒单手扶物站立交替抬脚 3 下，㉓独立倒退跪走 3 步，㉔单手扶物交替半跪 3 下，㉕单脚独立半跪姿 2 秒，㉖独立交替半跪 3 下，㉗独立行走 3 步。

下肢控制阶段的 7 项目标：㉘单脚半跪站立起 1 次，㉙蹲姿 2 秒，㉚双脚连续蹲站 2 下，㉛蹲走 3 步，㉜单脚站 5 秒，㉝蹲跳 2 下，㉞单脚跳 5 下。

这 34 项目标能力包含了儿童从 0 岁至 6 岁的粗大动作能力发展水平。我们通过对脑瘫儿童的现有能力的评估，可以准确地知道他们的动作能力发展到了哪里，了解到他们的学习区即动作发展训练阶段在哪里。通过这些信息，评估人员就能找出脑瘫儿童当前的重要学习部位的主动肌和拮抗肌，并根据障碍类型和障碍部位，以及异常肌肉张力的分布等学习重点和学习需求的评估，最终制订出具有针对性的动作训练计划。反之，如果我们对现有能力的评估发生错误，影响就会很大。包括学习区，当前的重要学习部位的主动肌和拮抗肌、短期目标等的确定也都容易出现错误。虽然对异常肌肉张力分布的评估可能是正确的。但是，制订出来的动作康复训练计划的针对性仍然有失偏颇，训练效果得不到保障，严重时甚至导致脑瘫儿童的能力出现倒退现象。

教育康复评估人员必须具备对现有能力进行准确评估的能力。具体言之，评估人员需要掌握现有能力的操作方法、通过要求和未通过动作表现等三项内容。接下来，我们将对全人（个体化）疗育评估表一和表二中共计 34 项目标能力的操作方法、通过要求和未通过动作表现等内容进行详细表述。

（二）现有能力的操作方法、通过要求和未通过动作表现

1. 头颈控制阶段

测试项目（1）：仰卧肢体活动 3 下

操作方法：脑瘫儿童仰卧，主试者面向脑瘫儿童坐立，对其微笑、说话，用一个色彩鲜艳的、会发声的玩具进行逗引。观察脑瘫儿童双上肢和双下肢的不随意活动。

通过要求：脑瘫儿童双上肢和双下肢不随意活动出现 3 次或以上（见图 4-1）。

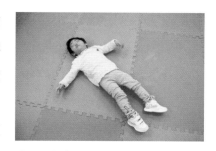

图 4-1　仰卧肢体活动

未通过动作表现：脑瘫儿童双上肢和双下肢不随意活动少于 3 次。

测试项目（2）：倚物站立可头直立 2 秒

操作方法：脑瘫儿童双腋下倚靠在与其身高相匹配的物品，如梯背架、楔形垫等上面维持站立姿，协助者在脑瘫儿童后侧用双手抓握其膝盖处，协助其站立。主试者面向脑瘫儿童跪 / 坐立，用一只手或两只手抓握脑瘫儿童的小臂，协助其

站立。同时，对其微笑、说话，观察脑瘫儿童控制头的能力。

通过要求：脑瘫儿童头可稳定直立2秒或以上（见图4-2）。

未通过动作表现：脑瘫儿童头未能稳定直立2秒。

测试项目（3）：坐立可头直立2秒

操作方法：脑瘫儿童盘坐，主试者背向脑瘫儿童坐立。这时主试者轻轻握住其双肩（四指并拢置于肩关节前侧，食指位于肩胛骨外侧），双手微微向后用力，观察脑瘫儿童控制头的能力。

通过要求：脑瘫儿童头可稳定直立2秒或以上（见图4-3）。

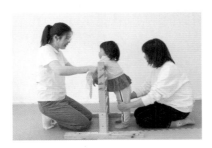 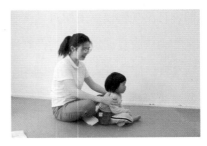

图4-2　倚物站立头直立　　　　　　　　　　图4-3　坐立可头直立

未通过动作表现：脑瘫儿童头过度后仰、往前低垂或不能直立2秒。

2. 躯干控制阶段

测试项目（4）：俯趴至仰卧翻身1下

操作方法：脑瘫儿童俯趴，主试者面向脑瘫儿童坐立，对其微笑、说话，用一个色彩鲜艳的、会发声的玩具在脑瘫儿童头部一侧进行逗引。观察脑瘫儿童由头部带动身体做出翻转的能力。左侧翻或右侧翻分别进行引导。

通过要求：脑瘫儿童从身体的左侧或右侧由俯趴翻成仰卧（见图4-4）。

未通过动作表现：脑瘫儿童仅完成身体一侧的翻身或仅从俯趴翻转为侧卧。

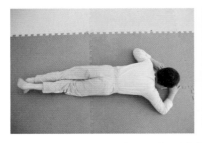 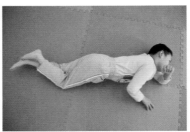 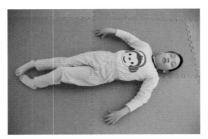

图4-4　俯趴至仰卧翻身

测试项目（5）：仰卧至俯趴翻身 1 下

操作方法：脑瘫儿童仰卧，主试者面向脑瘫儿童坐立，对其微笑、说话，用一个色彩鲜艳的、会发声的玩具在脑瘫儿童头部一侧进行逗引。观察脑瘫儿童由头部带动身体做出翻转的能力。左侧翻或右侧翻分别进行引导。

通过要求：脑瘫儿童从身体的左侧或右侧由仰卧翻成俯趴（见图 4-5）。

未通过动作表现：脑瘫儿童仅完成身体一侧的翻身或仅从仰卧翻转为侧卧。

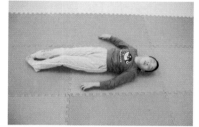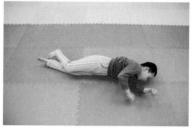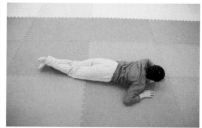

图 4-5　仰卧至俯趴翻身

3. 躯干和上肢控制

测试项目（6）：双上肢支撑 2 秒

操作方法：脑瘫儿童俯趴，在其骨盆及下肢处垫一个 10 或 20 cm 的楔形垫。主试者在脑瘫儿童后侧跪立坐，用双手适度抓握脑瘫儿童的大腿中段，将骨盆及下肢稳稳地固定在楔形垫上。脑瘫儿童的躯干以上部分悬在楔形垫前方。协助者面对脑瘫儿童坐立，对其微笑、说话，用一个色彩鲜艳的、会发声的玩具进行逗引。观察脑瘫儿童双上肢的支撑能力。

通过要求：脑瘫儿童双上肢可伸展稳定支撑 2 秒或以上（见图 4-6）。

未通过动作表现：脑瘫儿童一侧上肢呈伸展状，一侧上肢呈弯曲状或双上肢呈伸展状，但头不能抬起。

测试项目（7）：双手支撑坐 2 秒

操作方法：脑瘫儿童盘坐，主试者面向脑瘫儿童坐立，对其微笑、说话，协助脑瘫儿童把双上肢支撑在身体左右两侧或身体前方。取消协助，观察脑瘫儿童双上肢支撑坐的能力。

通过要求：脑瘫儿童双上肢或一侧上肢伸展支撑维持盘坐姿 2 秒或以上（见图 4-7）。

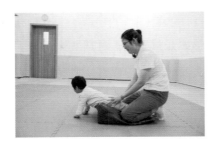

图 4-6　双上肢支撑

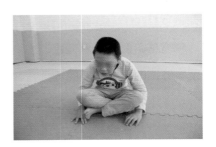

图 4-7　双手支撑坐

未通过动作表现： 脑瘫儿童双上肢支撑下不能维持盘坐姿 2 秒。

测试项目（8）： 跪坐双手支撑 2 秒

操作方法： 脑瘫儿童跪坐，主试者面向脑瘫儿童坐立，对其微笑、说话，协助脑瘫儿童把双上肢支撑在身体前方。取消协助，观察脑瘫儿童跪坐双手支撑的能力。

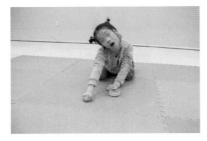

图 4-8　跪坐双手支撑

通过要求： 脑瘫儿童可用双上肢或一侧上肢伸展支撑维持跪坐姿 2 秒或以上（见图 4-8）。

未通过动作表现： 脑瘫儿童双上肢支撑下不能维持跪坐姿 2 秒。

测试项目（9）： 俯趴双上肢支撑可交替抬手 3 下

操作方法： 脑瘫儿童俯趴，在其骨盆及下肢处垫一个 10 或 20 cm 的楔形垫。主试者在脑瘫儿童后侧跪立，用双手适度抓握脑瘫儿童的大腿中段，将骨盆及下肢稳稳地固定在楔形垫上。脑瘫儿童的躯干以上部分悬在楔形垫前方。协助者面对脑瘫儿童坐立，对其微笑、说话，用一个色彩鲜艳的、会发声的玩具或美味的食物吸引脑瘫儿童抬手来拿玩具或取食物。观察脑瘫儿童双上肢交替支撑的能力。

通过要求： 脑瘫儿童双上肢伸展支撑可交替抬手 3 次或以上（见图 4-9）。

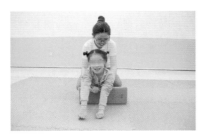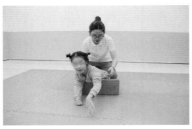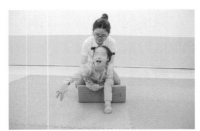

图 4-9　俯趴双上肢支撑交替抬手

未通过动作表现：脑瘫儿童双上肢可伸展支撑但不能抬手。

测试项目（10）：独立坐2秒

操作方法：脑瘫儿童盘坐，主试者面向脑瘫儿童坐立，对其微笑、说话，协助脑瘫儿童双手拿取物品进行玩耍。取消协助，观察脑瘫儿童独立坐的能力。

通过要求：脑瘫儿童可独立维持坐姿2秒或以上（见图4-10）。

未通过动作表现：脑瘫儿童用手来维持躯干稳定或躯干前屈，无法直立。

测试项目（11）：双手被动扶持站立2秒

操作方法：脑瘫儿童面向梯背架站立，主试者则在梯背架的另一侧面对脑瘫儿童跪立、坐立或站立，对其微笑、说话，并协助脑瘫儿童的双手将梯背架的横梁稳稳地抓握住（主试者的双手覆盖在脑瘫儿童的手背上，维护脑瘫儿童抓握横梁的动作，防止其手从横梁上滑落）。观察脑瘫儿童双手被动抓物站立的能力。

通过要求：脑瘫儿童双手被动抓握梯背架的横梁，能站立2秒或以上（见图4-11）。

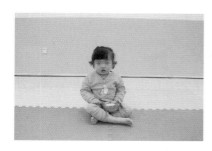

图4-10　独立坐

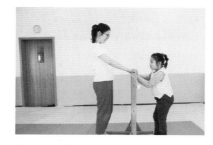

图4-11　双手被动扶持站立

未通过动作表现：脑瘫儿童双手被动抓握梯背架的横梁站立时身体歪斜、膝部屈曲。

测试项目（12）：双手被动扶持高跪2秒

操作方法：脑瘫儿童面向梯背架跪立，主试者则在梯背架的另一侧面对脑瘫儿童跪立或坐立，对其微笑、说话，并协助脑瘫儿童的双手将梯背架的横梁稳稳地抓握住（主试者的双手覆盖在脑瘫儿童的手背上，维护脑瘫儿童抓握横梁的动作，防止其手从横梁上滑落）。观察脑瘫儿童双手被动抓物跪立的能力。

通过要求：脑瘫儿童双手被动抓握梯背架的横梁，能跪立2秒或以上（见图4-12）。

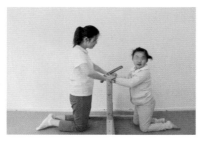

图 4-12　双手被动扶持高跪

未通过动作表现：脑瘫儿童双手被动抓握梯背架的横梁跪立时，骨盆畏缩，臀部与足踝关节接触。

测试项目（13）：双手被动扶持跪走 3 步

操作方法：脑瘫儿童跪坐，主试者面向脑瘫儿童跪立，对其微笑、说话，主动用双手抓握住脑瘫儿童的双手腕关节处。主试者向后倒退跪走，双手协助脑瘫儿童跟随自己的步伐和速度同步做出跪走的动作，一边跪走一边数数。观察脑瘫儿童双手被动扶持向前跪走的能力。

通过要求：脑瘫儿童双手腕关节在被动协助下能跪走 3 步或以上（见图 4-13）。

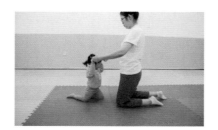 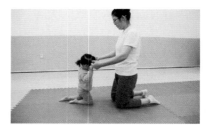

图 4-13　双手被动扶持跪走

未通过动作表现：脑瘫儿童双手腕关节在被动协助下不能做出跪走的动作或跪走少于 3 步。

测试项目（14）：四点爬姿倒退坐立起 1 次

操作方法：①指令听从的脑瘫儿童——脑瘫儿童俯趴，主试者面向脑瘫儿童跪立或坐立，对其微笑，并发出指令"请你用手把自己的身体撑起来，然后坐下"。观察脑瘫儿童在俯趴时双上肢交替支撑后缩骨盆，坐立起来的能力。②非指令听从的脑瘫儿童——脑瘫儿童俯趴，主试者面向脑瘫儿童跪立或坐立，对其微笑，用一个色彩鲜艳的、会发声的玩具吸引脑瘫儿童的注意。观察其在俯趴时双上肢交替支撑后缩骨盆，坐立起来的能力。

通过要求：脑瘫儿童在俯趴时能双上肢交替支撑后缩骨盆，坐立起 1 次（见图 4-14）。

未通过动作表现：脑瘫儿童在俯趴时双上肢不能完成交替支撑的动作或双膝不能维持在原地导致骨盆不能完成后缩动作。

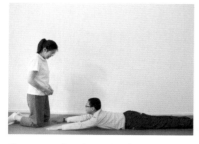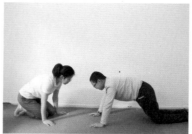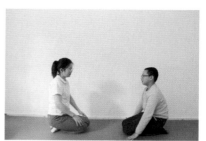

图4-14 四点爬姿倒退坐立起

4.骨盆控制阶段

测试项目（15）：四点爬姿2秒

操作方法：①指令听从的脑瘫儿童——脑瘫儿童俯趴，主试者面向脑瘫儿童坐立，对其微笑，并发出指令"请你爬起来，变成四点支撑，维持2秒以上"。主试者一边做出示范，一边观察脑瘫儿童维持四点爬姿的能力。②非指令听从的脑瘫儿童——脑瘫儿童俯趴，主试者面向脑瘫儿童坐立，对其微笑，用一个色彩鲜艳的、会发声的玩具吸引脑瘫儿童的注意。观察其在俯趴时双上肢交替支撑后缩骨盆，维持四点爬姿的能力。

通过要求：脑瘫儿童从任何姿势独立转换成四点爬姿并维持2秒或以上（见图4-15）。

未通过动作表现：脑瘫儿童双上肢伸展支撑未达2秒就倒下或臀部未抬离足踝关节，或者在进行姿势转换时有旁人协助。

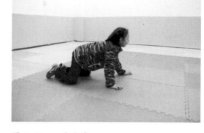

图4-15 四点爬姿

测试项目（16）：爬行3步

操作方法：①指令听从的脑瘫儿童——脑瘫儿童四点爬姿，主试者面向脑瘫儿童并间隔一段距离坐立，对其微笑，发出指令"请你爬到我这里来"。观察脑瘫儿童在四点爬姿下向前交替爬行的能力。②非指令听从的脑瘫儿童——脑瘫儿童四点爬姿，主试者面向脑瘫儿童一段距离坐立，对其微笑，用一个色彩鲜艳的、会发声的玩具吸引脑瘫儿童的注意。观察其在四点爬姿下向前交替爬行的能力。

通过要求：脑瘫儿童在四点爬姿下向前爬行3步或以上（见图4-16）。

未通过动作表现：脑瘫儿童在四点爬姿下向前爬行未达3步或仅能向前腹爬。

测试项目（17）：双手扶物高跪2秒

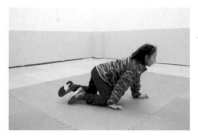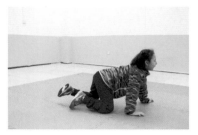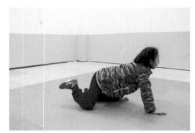

图 4-16　爬行

操作方法：①指令听从的脑瘫儿童——脑瘫儿童跪坐，主试者将一个梯背架放在他们面前（距离适中），对其微笑，并发出指令"请你用双手抓住梯背架跪立起来"。观察脑瘫儿童在双手协助下高跪的能力。②非指令听从的脑瘫儿童——脑瘫儿童跪坐，主试者将一个梯背架放在他们面前（距离适中）。对脑瘫儿童微笑，一边采用一个色彩鲜艳的、会发声的玩具放在梯背架的横梁上，吸引脑瘫儿童的注意，一边说出诱导语"来这里玩吧"。观察脑瘫儿童在双手协助下高跪的能力。

通过要求：脑瘫儿童双手主动扶物高跪，维持 2 秒或以上（见图 4-17）。

未通过动作表现：脑瘫儿童双手主动扶物高跪，但不稳定，臀部容易坐下来。

测试项目（18）：双手扶物跪走 3 步

操作方法：①指令听从的脑瘫儿童——脑瘫儿童双手主动抓握梯背架的横梁高跪，主试者面向脑瘫儿童间隔一段距离跪立，对其微笑，并发出指令"请你跪走到我这里来"。观察脑瘫儿童在双手的协助下向前跪走的能力。②非指令听从的脑瘫儿童——脑瘫儿童在协助者的带动下双手抓握梯背架的横梁高跪，主试者面向脑瘫儿童间隔一段距离跪立，对其微笑，一边采用一个色彩鲜艳的、会发声的玩具吸引脑瘫儿童的注意，一边说出诱导语"跪走到这里来玩吧"。观察脑瘫儿童在双手的协助下向前跪走的能力。

通过要求：脑瘫儿童双手主动推物，向前跪走 3 步或以上（见图 4-18）。

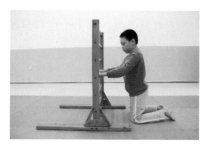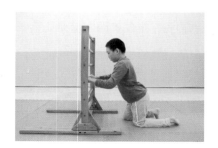

图 4-17　双手扶物高跪　　　　　图 4-18　双手扶物跪走

未通过动作表现：脑瘫儿童双手主动推物向前跪走时，脚步出不去或不足3步。

测试项目（19）：单手扶持跪走3步

操作方法：①指令听从的脑瘫儿童——脑瘫儿童跪坐，主试者在脑瘫儿童身体某一侧跪立，对其微笑，并用一只手握住其该侧手掌，脑瘫儿童顺势也握住主试者的手掌。主试者一边向前跪走，一边说出诱导语"我们一起跪走到那边去吧"。观察脑瘫儿童在单手扶持时向前跪走的能力。②非指令听从的脑瘫儿童——脑瘫儿童跪坐，主试者在脑瘫儿童身体某一侧跪立，对其微笑，并用一只手握住其该侧手掌，脑瘫儿童顺势也握住主试者的手掌。协助者在不远处用一个色彩鲜艳的、会发声的玩具吸引脑瘫儿童的注意。主试者一边向前跪走，一边说出诱导语"我们一起跪走到那边去拿玩具吧"。观察脑瘫儿童在单手扶持时向前跪走的能力。（完成后，换另一只手抓握，并进行测试）

通过要求：脑瘫儿童单手扶持，向前跪走3步或以上（见图4-19）。

未通过动作表现：脑瘫儿童单手扶持向前跪走时，脚步出不去或不足3步。

测试项目（20）：独立高跪姿2秒

操作方法：①指令听从的脑瘫儿童——脑瘫儿童跪坐，主试者面向脑瘫儿童跪立，对其微笑，并发出指令"请你高跪起来"。观察脑瘫儿童高跪的能力。②非指令听从的脑瘫儿童——脑瘫儿童跪坐，主试者面向脑瘫儿童跪立，对其微笑，手中拿着一个色彩鲜艳的、会发声的玩具，并将该玩具放在脑瘫儿童面部前方（事实上，脑瘫儿童只有跪立时才能拿到），吸引脑瘫儿童的注意。主试者说出诱导语"看看我手里拿的这是什么玩具哟"。观察脑瘫儿童高跪的能力。

通过要求：脑瘫儿童独立高跪，维持2秒或以上（见图4-20）。

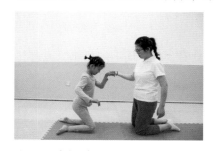

图4-19　单手扶持跪走

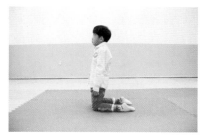

图4-20　独立高跪姿

未通过动作表现：脑瘫儿童独立高跪仅1秒或不能独立高跪。

测试项目（21）：独立跪走 3 步

操作方法：①指令听从的脑瘫儿童——脑瘫儿童跪立，主试者面向脑瘫儿童间隔一段距离跪立，对其微笑，并发出指令"请你跪走到我这里来"。观察脑瘫儿童向前跪走的能力。②非指令听从的脑瘫儿童——脑瘫儿童跪立，主试者面向脑瘫儿童跪立，对其微笑，手中拿着一个色彩鲜艳的、会发声的玩具吸引脑瘫儿童的注意。主试者一边向后倒退跪走，一边说出诱导语"到这边来玩玩具吧"。观察脑瘫儿童向前跪走的能力。

通过要求：脑瘫儿童独立向前跪走 3 步或以上（见图 4-21）。

未通过动作表现：脑瘫儿童不能做出向前跪走的动作，或者向前跪走不足 3 步时跌倒。

测试项目（22）：单手扶物站立交替抬脚 3 下

操作方法：脑瘫儿童单手抓握梯背架的横梁站立，主试者面对脑瘫儿童在梯背架的另一侧站立，对其微笑，并发出指令"请你抬起一只脚踩在梯背架的横梁上""换另一只脚来踩""又换一只脚踩"。主试者一边说一边做出示范，观察脑瘫儿童在单手扶物站立时交替抬脚的能力。（完成后，换另一只手抓握，并进行测试）

通过要求：脑瘫儿童单手扶物站立并交替抬脚 3 次或以上（见图 4-22）。

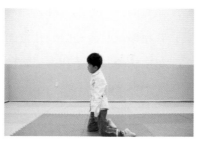

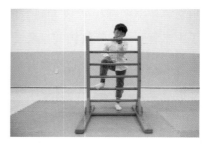

图 4-21　独立跪走　　　　　　　　　　　图 4-22　单手扶物站立交替抬脚

未通过动作表现：脑瘫儿童单手扶物站立时，双腿均不能抬起，或者其中一只手扶物站立能交替抬脚 3 次，但换另一只手时不能完成。

测试项目（23）：独立倒退跪走 3 步

操作方法：脑瘫儿童跪立，主试者面向脑瘫儿童跪立，对其微笑，并发出指令"请你向后倒退跪走"。主试者一边说一边做出示范，观察脑瘫儿童向后倒退跪走的能力。

通过要求：脑瘫儿童独立倒退跪走 3 步或以上（见图 4-23）。

未通过动作表现：脑瘫儿童不能做出向后跪走的动作，或者向后倒退跪走不足 3 步时跌倒。

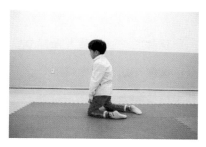

图 4-23　独立倒退跪走

测试项目（24）：单手扶物交替半跪 3 下

操作方法：脑瘫儿童单手抓握梯背架的横梁跪立，主试者面对脑瘫儿童在梯背架的另一侧跪立，对其微笑，并发出指令"请你手抓稳，开始交替半跪吧"。主试者一边说一边做出示范，观察脑瘫儿童单手扶物交替半跪的能力。（完成后，换另一只手抓握，并进行测试）

通过要求：脑瘫儿童单手扶物交替半跪 3 次或以上（见图 4-24）。

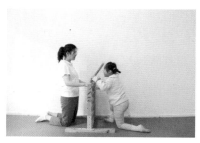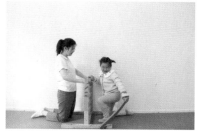

图 4-24　单手扶物交替半跪

未通过动作表现：脑瘫儿童单手扶物跪立，不能做出交替半跪的动作，或者其中一只手扶物能交替半跪 3 次，但换另一只手时不能完成。

测试项目（25）：单脚独立半跪姿 2 秒

操作方法：脑瘫儿童跪立，主试者面向脑瘫儿童跪立，对其微笑，并发出指令"请你两脚各做一个半跪吧"。主试者一边说一边做出示范，观察脑瘫儿童独立半跪的能力。

通过要求：脑瘫儿童独立完成左半跪和右半跪，并各维持 2 秒或以上（见图 4-25）。

未通过动作表现：脑瘫儿童只能完成一侧半跪，或者在协助下才能完成。

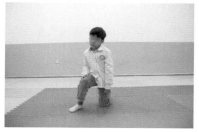

图 4-25　单脚独立半跪姿

测试项目（26）：独立交替半跪 3 下

操作方法：脑瘫儿童跪立，主试者面向脑瘫儿童跪立，对其微笑，并发出指令"请你开始交替半跪吧"。主试者一边说一边做出示范，观察脑瘫儿童独立交替半跪的能力。

通过要求：脑瘫儿童独立连续交替半跪 3 下或以上（见图 4-26）。

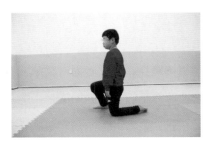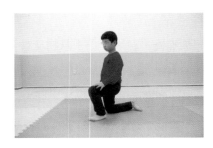

图 4-26　独立交替半跪

未通过动作表现：脑瘫儿童仅能完成 2 下交替半跪，或者能顺利抬腿，但放下时会摔倒。

测试项目（27）：独立行走 3 步

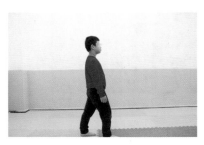

图 4-27　独立行走

操作方法：脑瘫儿童站立，主试者面向脑瘫儿童间隔一段距离站立，对其微笑，并发出指令"请你向前走几步吧"。主试者一边说一边做出示范，观察脑瘫儿童行走的能力。

通过要求：脑瘫儿童独立向前行走 3 步或以上（见图 4-27）。

未通过动作表现：脑瘫儿童独立行走不足 3 步就跌倒。

5. 下肢控制阶段

测试项目（28）：单脚半跪站立起 1 次

操作方法：脑瘫儿童跪立，主试者面向脑瘫儿童跪立，对其微笑，并发出指令"请你用单脚半跪站立起"。主试者一边说一边做出示范，观察脑瘫儿童单脚半跪站立起的能力。（完成后，换另一条腿进行测试）

通过要求：脑瘫儿童双下肢都能单脚半跪站立起 1 次或以上（见图 4-28）。

未通过动作表现：脑瘫儿童单脚半跪站立起不能完成，或者一侧下肢能半跪站立起，另一侧不能。

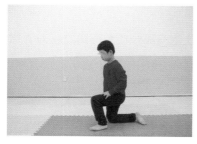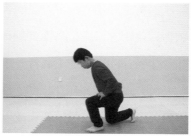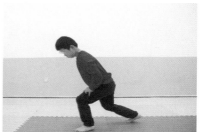

图 4-28　单脚半跪站立起

测试项目（29）：蹲姿 2 秒

操作方法：脑瘫儿童站立，主试者面向脑瘫儿童站立，对其微笑，并发出指令"请你慢慢蹲下去"。主试者一边说一边做出示范，观察脑瘫儿童蹲的能力。

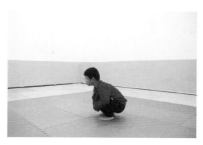

通过要求：脑瘫儿童独立蹲，并维持 2 秒或以上（见图 4-29）。

图 4-29　蹲姿

未通过动作表现：脑瘫儿童蹲下去后，身体立刻向后倾倒，或者向下蹲时角度受到限制，臀远离足踝。

测试项目（30）：双脚连续蹲站 2 下

操作方法：脑瘫儿童站立，主试者面向脑瘫儿童站立，对其微笑，并发出指令"请你原地连续蹲站两下"。主试者一边说一边做出示范，观察脑瘫儿童连续蹲站的能力。

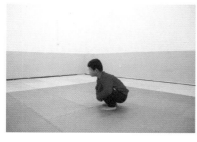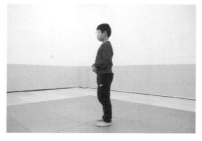

图 4-30　连续蹲站

通过要求：脑瘫儿童双脚连续蹲站 2 下或以上（见图 4-30）。

未通过动作表现：脑瘫儿童仅能完成 1 下蹲站，或者向下蹲时角度受到限制，臀远离足踝。

测试项目（31）：蹲走3步

操作方法：脑瘫儿童蹲立，主试者面向脑瘫儿童间隔一段距离蹲立，对其微笑，并发出指令"请你向前蹲走吧"。主试者一边说一边做出示范（双手配合自然，不能接触地面），观察脑瘫儿童向前蹲走的能力。

通过要求：脑瘫儿童独立向前蹲走3步或以上（见图4-31）。

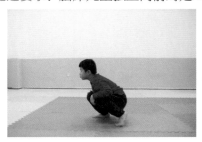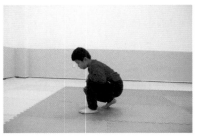

图4-31　蹲走

未通过动作表现：脑瘫儿童向前蹲走不足3步时手触地，或者摔倒。

测试项目（32）：单脚站5秒

操作方法：脑瘫儿童站立，主试者面向脑瘫儿童站立，对其微笑，并发出指令"请你试试用一只脚站5秒"。主试者一边说一边做出示范，观察脑瘫儿童单脚站的能力。（完成后，换另一只脚进行测试）

通过要求：脑瘫儿童双下肢均能完成单脚站立达5秒或以上（见图4-32）。

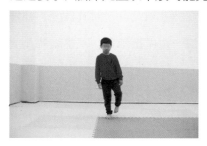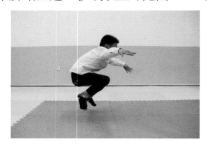

图4-32　单脚站　　　　　　　　图4-33　蹲跳

未通过动作表现：脑瘫儿童不能完成单脚站立5秒，或者一侧下肢能单脚站立5秒，另一侧不能。

测试项目（33）：蹲跳2下

操作方法：脑瘫儿童蹲立，主试者面向脑瘫儿童蹲立，对其微笑，并发出指令"请你原地连续蹲跳两下"。主试者一边说一边做出示范，观察脑瘫儿童蹲跳的能力。

通过要求：脑瘫儿童原地连续蹲跳2下或以上（见图4-33）。

未通过动作表现：脑瘫儿童原地蹲跳 1 下就跌倒，或者 1 下都没成功。

测试项目（34）：单脚跳 5 下

操作方法：脑瘫儿童站立，主试者面向脑瘫儿童站立，对其微笑，并发出指令"请你原地连续单脚跳 5 下"。主试者一边说一边做出示范，观察脑瘫儿童单脚跳的能力。

通过要求：脑瘫儿童双侧下肢均能原地连续单脚跳 5 下或以上（见图 4-34）。

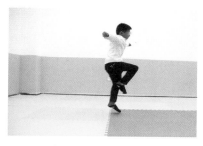

图 4-34　单脚跳

未通过动作表现：脑瘫儿童原地单脚跳不足 5 下就跌倒，或者原地单脚跳不能完成。

二、障碍类型

脑瘫儿童的障碍特征十分复杂，存在肌肉张力高低的差异、关节活动度的差异、骨科发育长短的差异、功能性动作能力的差异、是否患有癫痫及其他心肺疾病的差异等，更有异常肌肉张力分布的差异，以及主要肌肉群肌肉张力异常导致关节变形状况的差异等。这些差异集中表现在不同的脑瘫儿童身上，与年龄、身高、体重、认知、语言等要素合并之后，其表现就更加纷繁复杂。

脑瘫儿童障碍类型主要依据脑损伤的部位进行划分，包括痉挛型、徐动型、协调不良型、松弛型等。每种障碍类型都有自己的表现特点，充分了解这些特点，制订训练计划时就能更准确、更有针对性。

（一）痉挛型

（1）主动肌和拮抗肌之异常肌肉张力分布特点：高张型、一高一低或一低一高。

（2）姿势、动作及认知语言特征：肘关节、腕关节多呈屈肌内收状态，双手握拳拇指内收，髋关节屈曲、内收、内旋。下肢伸展肌群挛缩肌张力高，常常存在尖足和足内翻或足外翻的症状。内收肌群张力高，易形成剪刀脚，情绪反应激烈时，高张肌肉挛缩情形加剧，动作均偏向固定一侧，关节活动角度受限。认知反应好，大多有语言障碍，是临床上最常见的一种脑瘫类型（见图 4-35）。

（二）徐动型

（1）主动肌和拮抗肌之异常肌肉张力分布特点：高张型、忽高忽低。

（2）姿势、动作及认知语言特征：不随意运动为主要特征，随着年龄的增长全身肌肉张力逐渐增高。随意运动时张力容易变强，情绪低落时，张力明显变低，不易出现紧缩肌肉。颈前肌存在明显肌肉张力不足的现象，仍然可以主动收缩控制头颈活动。大多数徐动型脑瘫儿童在动作发育过程中，颈部非对称原始张力反射十分强势，严重影响了后续动作能力的进步。认知反应正常，构音异常的多，少数重症者终身无口语（见图4-36）。

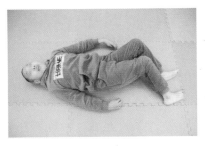 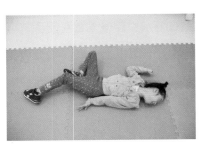

图 4-35　痉挛型　　　　　　　　　　　图 4-36　徐动型

（三）协调不良型

（1）主动肌和拮抗肌之异常肌肉张力分布特点：低张型、忽高忽低。

（2）姿势、动作及认知语言特征：全身肌肉张力明显偏低，伴有不随意动作。认知反应正常。讲话慢，且发音不清，大多有语言障碍。有平衡感觉障碍，前庭敏感及不安全感强（见图4-37）。

（四）松弛型

（1）主动肌和拮抗肌之异常肌肉张力分布特点：低张型、双低。

（2）姿势、动作及认知语言特征：全身肌肉张力低，自主活动能力低，活动体能差，动作控制无力。内收肌群张力低，被动牵拉时可以拉到180度左右。嘴微张，舌尖易外吐，肌肉易失用性紧缩，易续发合并关节变形。认知反应迟钝、有严重的语言障碍（见图4-38）。

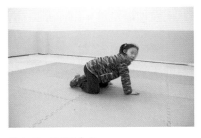 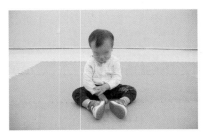

图 4-37　协调不良型　　　　　　　　　图 4-38　松弛型

三、障碍部位

（一）确定障碍部位的方法

障碍部位即脑瘫儿童的四个肢体中某一些肢体表现出功能性障碍，也反映了肢体之间障碍程度的差别。教育康复评估人员要确定脑瘫儿童的障碍部位，通常情况下，可以依据两种办法：一种是询问主要照顾者或脑瘫儿童，其肢体哪一侧更灵活、使用更好；一种是观察脑瘫儿童在评估现场做出的拍手动作，比较两侧肢体中哪一侧动作控制较为轻松。例如，在现有能力测试时，评估人员请脑瘫儿童在高跪姿下做出拍手动作，优势侧的手的动作较之弱势侧的手的更快、更灵活。在活动中，脑瘫儿童使用优势侧肢体的频率更高。

（二）障碍部位的评估项目

障碍部位的评估项目包括单瘫、双瘫、四肢瘫、重复偏瘫、偏瘫和截瘫，前五种情况在脑瘫儿童中十分常见，尤其是四肢瘫和重复偏瘫。

（1）单瘫指的是人体之上下左右四个肢体中的一个肢体呈现功能性障碍，可能是上肢的某一侧肢体，也可能是下肢的某一侧肢体。它是脑瘫儿童障碍部位中最轻症的类型。

（2）双瘫指的是人体之上下左右四个肢体中的双下肢呈现功能性障碍，双上肢有功能。例如，双手能玩玩具，能用勺子等工具进餐，能穿衣服等。双瘫脑瘫儿童的认知相对较好，口语发展较好。双瘫在脑瘫儿童障碍部位划分中，是单瘫以外较为轻症的类型。

（3）四肢瘫指的是人体之上下左右四个肢体，全都呈现功能性障碍，并且双上肢的障碍程度较双下肢的更严重。它是脑瘫儿童障碍部位划分中常见的类型之一。

（4）重复偏瘫是在四肢瘫的基础上做出的进一步细分，指的是人体之上下左右四个肢体都呈现功能性障碍，从左右侧来看，一侧肢体之障碍程度较之另一侧的更严重，如果是左侧肢体障碍程度更严重，称为重复偏瘫左侧，反之则是重复偏瘫右侧。它是脑瘫儿童障碍部位划分中最为常见的类型之一。

（5）偏瘫指的是人体之上下左右四个肢体中，从左右侧来看，一侧肢体之功能完全正常，一侧肢体之功能存在障碍。左侧肢体出现障碍，称为偏瘫左侧，反之则是偏瘫右侧。它是脑瘫儿童障碍部位划分中常见的类型之一。

（6）截瘫通常是外伤或疾病导致人体在脊髓的某一节段之下呈现功能性障碍。从严格意义上讲，它不是脑瘫儿童障碍部位的分型。但是，运用脑瘫儿童动作治疗技术可以帮助截瘫儿童改善肢体功能，促进动作能力的进步。所以，全人（个体化）疗育评估表的障碍部位把这一项写了进来。

我们对障碍部位作出准确评估，目的是使制订的动作教育康复训练计划更具针对性。

四、异常肌肉张力分布

（一）评估异常肌肉张力的维度

脑瘫儿童的众多症状集中体现在肌肉张力的失衡发展上。常常见到肌肉张力较高的脑瘫儿童存在关节变形的现象。例如，脊柱侧弯、骨盆歪斜与骨盆前转后转、膝关节屈曲或过伸、足踝关节内旋外旋等。从表面上看，这些构造上的问题是肌肉和关节本身的问题。事实上，其根本原因是支配肌肉的中枢神经系统出了问题，从而引起肌肉张力发展失衡，衍生出了肌肉和关节的症状。

神经发展平衡治疗系统主张从人体前后侧、左右侧两个维度对脑瘫儿童的异常肌肉张力的整体分布状态进行评估。

1. 人体前后侧大肌肉群之肌肉张力失衡

异常肌肉张力评估从人体前后侧来看主要分为全弯、上弯下直、上直下弯、全直四种类型，其中全直又可细分为直一、直二和直三。在全直直三中还可以再细化出全直直三中的直一、直二和直三。

2. 人体左右侧肌肉群之肌肉张力失衡

异常肌肉张力评估从人体左右侧来看主要分为上左、上右、下左、下右、全左、全右、上左下右和上右下左八种类型。另外，上肢异常肌肉张力分布可以直接分为弯曲型和伸展型。

（二）异常肌肉张力的评估项目

在对抗重力的人体肌肉张力的发展中，前后侧大肌肉群的发展表现出明显的优势，同时反映出其重要性。评估人员讨论和评估脑瘫儿童的肌肉张力的失衡发展，应当以前后侧大肌肉群的失衡发展为重点。通过对前后侧肌肉张力失衡发展的现象和理论进行充分理解，评估人员能更好地评估和分析人体的左右侧失衡发展的现象。

1. 人体前后侧异常肌肉张力的评估

人体前后侧大肌肉群肌肉张力的失衡发展，即异常肌肉张力的分布主要分为以下几种情况，按照障碍的严重程度来区分，从高到低排列，依次是全弯、上弯下直、上直下弯、全直。

（1）全弯是指人体从前后侧来看，其所有关节之伸展肌肉群的肌肉张力都没有发展出优势，在对抗重力的直立姿势或功能性活动中，脑瘫儿童不能有效地支配或指挥自己的身体，甚至在任何姿势下，绝大多数关节存在明显的畏缩反应。脑瘫儿童的前后侧大肌肉群之肌肉张力的发展需求，即需要补充的伸展肌肉张力和屈曲肌肉张力的比例是 4 ：5 和 1 ：5。其中，伸展肌肉群之本体觉和肌肉张力是发展的重点，活动设计必须强调这一需求。屈曲肌肉群之本体觉和肌肉张力与伸展肌肉群之本体觉和肌肉张力是相互配合、平衡发展的，也需要少量的练习。

（2）上弯下直是指人体从前后侧来看，骨盆以上的伸展肌肉群之肌肉张力没有发展出优势，颈部和背部在对抗重力时表现出垂头、驼背等现象。但是，骨盆处的髋关节、下肢的膝关节和踝关节之伸展肌肉群存在一定的张力。脑瘫儿童的前后侧大肌肉群之肌肉张力的发展需求，即需要补充的伸展肌肉张力和屈曲肌肉张力的比例是 3 ：4 和 1 ：4。其中，伸展肌肉群之本体觉和肌肉张力需要大量的练习，屈曲肌肉群之本体觉和肌肉张力与伸展肌肉群之本体觉和肌肉张力是相互配合、平衡发展的，也需要少量的练习。

（3）上直下弯是指人体从前后侧来看，髋关节和膝关节的伸展肌肉群之肌肉张力没有得到优势发展，在对抗重力时，表现出髂腰肌或膝屈曲肌存在紧缩的现象。

在现有粗大动作能力发展的躯干控制阶段，上直下弯评估主要测试的肌肉群是髂腰肌，如果髂腰肌存在紧缩现象，脑瘫儿童的异常肌肉张力分布为上直下弯；在现有粗大动作能力发展的骨盆及下肢控制阶段，上直下弯评估主要测试的肌肉群是膝屈曲肌，如果膝屈曲肌存在紧缩现象，脑瘫儿童的异常肌肉张力分布为上直下弯。

脑瘫儿童的异常肌肉张力分布为上直下弯时，对抗重力的功能性动作能力表现出坐、站，甚至有行走的能力。其粗大动作发展需要补 3/4 的伸展肌肉张力和 1/4 的屈曲肌肉张力。

（4）全直包括全直直一、全直直二、全直直三。全直直三又分为全直直三中的直一、直二和直三。异常肌肉张力分布为全直的脑瘫儿童，其躯体关节之肌肉群没有紧缩的现象，活动度较好。

全直直一是指人体从前后侧来看，几乎所有躯体关节的伸展肌肉群之肌肉张力过于强势，与之拮抗的弯曲肌肉群之本体觉和肌肉张力没有得到发展。脑瘫儿童在情绪激动时，头部连同躯干容易出现反弓状态。粗大动作发展需要补 4/5 的屈曲肌肉张力和 1/5 的伸展肌肉张力。

全直直二是指人体从前后侧来看，几乎所有躯体关节的伸展肌肉群之肌肉张力得到了一定的发展，具有优势，与之拮抗的弯曲肌肉群之本体觉和肌肉张力在对抗重力时能力不足。粗大动作发展需要补 2/3 的屈曲肌肉张力和 1/3 的伸展肌肉张力。

全直直三是指人体从前后侧来看，几乎所有躯体关节的伸展肌肉群之肌肉张力尚未得到强势发展，与之拮抗的弯曲肌肉群之本体觉和肌肉张力就更没有机会发展。髋关节和膝关节等重要关节在对抗重力时出现了畏缩反应。粗大动作发展需要补 2/3 的伸展肌肉张力和 1/3 的屈曲肌肉张力。

全直直三中的直一是指异常肌肉张力分布为全直直三，同时在膝关节处又存在过度的伸展反应，即膝关节的伸展肌肉群之肌肉张力过高，与之拮抗的屈曲肌肉群肌肉张力偏弱。粗大动作发展需要补 1/2 的伸展肌肉张力和 1/2 的屈曲肌肉张力。

全直直三中的直三是指异常肌肉张力分布为全直直三，同时在膝关节处又存在一定的畏缩反应。但是，膝屈曲肌并没有到达紧缩的程度，异常肌肉张力分布尚未发展为上直下弯。粗大动作发展需要补 3/4 的伸展肌肉张力和 1/4 的屈曲肌肉张力。

全直直三中的直二等同全直直三，与全直直三中的直一和全直直三中的直三相比而言，其膝关节处既没有过度的伸展反应，也没有出现畏缩反应，关节活动度较为常态化。

2. 人体左右侧异常肌肉张力的评估

人体是一个中庸平衡之躯，左右两侧是对称性的平衡。为了更清晰地认识人体左右侧之肌肉张力分布的特点，我们按照人体构造所具有的功能，以骨盆为支点把躯干与下肢分为上半身和下半身两部分来作出评估。身体前后侧的伸展肌肉群和屈曲肌肉群之拮抗活动存在失衡发展现象的脑瘫儿童，不一定出现左右侧失衡发展的问题。但是，左右侧失衡发展的脑瘫儿童，则一定有前后侧失衡发展的现象。

首先，观察和测试上半身，主要观察脊柱两侧肌肉之肌肉张力是否失衡，如果存在失衡现象，脑瘫儿童的脊柱呈现侧弯。脊柱凸向右侧，凹向左侧时称为上左；脊柱凸向左侧，凹向右侧时称为上右。

其次，观察和测试下半身，主要观察骨盆两侧肌肉之肌肉张力是否失衡，如果存在失衡现象，脑瘫儿童的骨盆将朝向某一侧呈现向下向前的旋转。骨盆的左侧出现向下向前的旋转，称为下左；骨盆的右侧出现向下向前的旋转，称为下右。

上半身和下半身组合在一起时，如果脊柱凸向右侧，凹向左侧，骨盆的左侧呈现向下向前的旋转，异常肌肉张力分布称为全左；反之则称为全右。如果脊柱凸向右侧，凹向左侧，骨盆的右侧呈现向下向前的旋转，异常肌肉张力分布称为上左下右；反之则称为上右下左。

大部分脑瘫儿童都存在异常肌肉张力分布的左右侧失衡发展现象，相对只有前后侧失衡发展的脑瘫儿童而言，其康复训练的难度会更大，日常摆位的需求更迫切。家长和教育康复训练人员需要掌握脑瘫儿童的异常肌肉张力分布特点，根据其特点提供针对性的摆位活动，尽量做到 24 小时的有效管理。

3. 上肢异常肌肉张力的评估

上肢异常肌肉张力分布较之身体前后侧和左右侧而言更简单，分为弯曲型和伸展型两种。弯曲型指的是上肢在对抗重力时肘关节及腕关节屈曲反应明显，伸展肌肉张力没有得到优势发展。伸展型指的是上肢在对抗重力时肘关节之伸展肌肉张力过度强势，肘关节呈现过度伸展的现象。

（三）人体主要肌肉的测试手法

教育康复评估人员对异常肌肉张力分布的评估，依赖两个方面的信息来源：一方面的信息源自对脑瘫儿童的动作发展之现有能力的观察和分析；另一方面的信息源自对脑瘫儿童的主要肌肉群的测试和判断。接下来，我们将利用全人（个体化）疗育评估记录表一和表二，针对人体几组重要肌肉群进行徒手测试和判断。

1. 髂腰肌测试（见图4-39）

操作手法：脑瘫儿童仰卧，主试者面向脑瘫儿童跪立或坐立，对其微笑、说话。主试者用一只手握住脑瘫儿童的一侧膝盖，将该侧膝盖向脑瘫儿童的腹部方向轻轻推动，直到推不动为止，并固定之。观察另一侧下肢是否从地面上抬起来（检测的就是该侧下肢的髂腰肌）。

状况1：该侧下肢没有从地面上抬起来，表明其髂腰肌之肌肉张力未呈现挛缩或紧缩现象。

状况2：该侧下肢从地面上抬起来，主试者用另一只手握着该侧膝盖，并向地面方向施力，如果该侧膝盖能重新接触地面，并与之贴合，表明其髂腰肌之肌肉张力存在挛缩现象；如果该侧膝盖未能与地面贴合，表明其髂腰肌之肌肉张力存在紧缩现象。

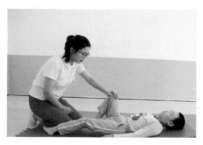

图4-39　髂腰肌测试

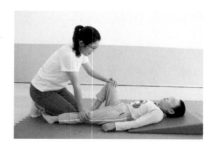

图4-40　臀大肌测试

2. 臀大肌测试（见图4-40）

操作手法：脑瘫儿童仰卧，主试者面向脑瘫儿童跪立或坐立，对其微笑、说话。主试者用一只手握住脑瘫儿童的一侧膝盖，并将其固定。另一只手握着脑瘫儿童另一侧的膝盖，并将该侧膝盖向脑瘫儿童的腹部方向轻轻推动，直到推不动为止。观察骨盆向上转动的角度（检测的就是该侧臀肌）。

状况1：该侧大腿与腹部之间形成的夹角小于90度，表明其臀肌之肌肉张力未呈现挛缩或紧缩状态。

状况2：该侧大腿与腹部的夹角小于90度或等于90度，如果主试者继续施力向腹部方向推能推动，且大腿与腹部之间形成的夹角小于90度，表明其臀肌之肌肉张力存在挛缩现象；如果主试者继续施力向腹部方向推不能推动，表明其臀肌之肌肉张力存在紧缩现象。

3. 膝屈曲肌测试（见图4-41、图4-42）

操作手法：脑瘫儿童长坐或仰卧，双侧下肢呈伸展状态，主试者在脑瘫儿童身体一侧跪立，对其微笑、说话。观察脑瘫儿童的双膝是否与地面贴合。

状况1：双膝与地面完全贴合，主试者用一只手握住脑瘫儿童的一侧膝盖并固定之，另一只手用拇指、食指、中指相互配合捏住其脚掌的大拇指和食指区域，并适度用力向上提。如果脑瘫儿童的整个脚掌带动小腿离开地面，脚后跟与地面之间的距离小于2厘米，说明该侧膝屈曲肌之肌肉张力未见异常。如果距离在2~5厘米，表明该侧膝屈曲肌存在轻度膝反张现象。如果距离在5~10厘米，表明该侧膝屈曲肌存在中度膝反张现象。如果距离大于10厘米，表明该侧膝屈曲肌存在重度膝反张现象。（另一侧下肢检测方法相同）

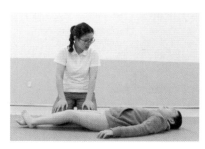 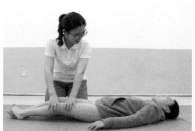

图4-41 膝屈曲肌紧缩（下弯）

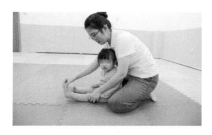

图4-42 膝反张

状况2：双膝与地面出现明显空隙，主试者用一只手握住脑瘫儿童的一侧膝盖，并适度用力向下压。如果膝盖能与地面完全贴合，表明膝屈曲肌之肌肉张力较高，膝屈曲肌有挛缩现象。如果膝盖不能与地面完全贴合，始终存在一定的缝隙，表明膝屈曲肌之肌肉张力很高，膝屈曲肌有紧缩现象。（另一侧下肢检测方法相同）

4. 比目鱼肌测试（见图 4-43）

操作手法：脑瘫儿童仰卧，主试者在脑瘫儿童身体一侧跪立，对其微笑、说话。主试者用一只手握住脑瘫儿童的一侧膝盖，另一只手抓握住该侧下肢的脚掌（主试者手心与脑瘫儿童的脚心贴合住，手腕靠着脚趾，大拇指侧扣在脚背处）。主试者双手配合，从脚掌向膝盖处屈曲膝盖，同时，将踝关节进行背屈。主试者感受踝关节背屈时遇到的阻力，并观察小腿与足背之间形成的夹角。

状况 1：踝关节背屈时，主试者未感受到明显的阻力，小腿与足背之间形成的夹角小于 90 度，表明比目鱼肌之肌肉张力未见异常。

状况 2：踝关节背屈时，小腿与足背之间形成的夹角大于 90 度，主试者感受到明显的阻力，继续对比目鱼肌进行牵拉，如果该夹角缩小到 90 度，甚至更小，说明比目鱼肌之肌肉张力较高，比目鱼肌有挛缩现象。如果主试者感到强烈的阻力，该夹角仍然大于 90 度，则表示比目鱼肌有紧缩现象。

状况 3：踝关节背屈时，主试者没有感到任何阻力，小腿与足背之间形成的夹角小于 90 度，则表示比目鱼肌之肌肉张力偏低。（另一侧下肢检测方法相同）

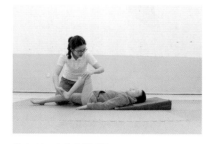

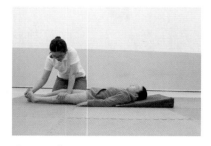

图 4-43 比目鱼肌测试   图 4-44 腓肠肌测试

5. 腓肠肌测试（见图 4-44）

操作手法：脑瘫儿童仰卧，主试者在脑瘫儿童身体一侧跪立，对其微笑、说话。主试者用一只手握住脑瘫儿童的一侧膝盖，并将其固定，另一只手抓握住该侧下肢的脚掌（主试者手心与脑瘫儿童的脚心贴合住，手腕靠着脚趾，大拇指侧扣在脚背处）。主试者双手配合，将踝关节进行背屈。主试者感受踝关节背屈时遇到的阻力，并观察小腿与足背之间形成的夹角。

状况1：踝关节背屈时，主试者未感受到明显的阻力，小腿与足背之间形成的夹角小于90度，表明腓肠肌之肌肉张力未见异常。

状况2：踝关节背屈时，小腿与足背之间形成的夹角大于90度，主试者感受到明显的阻力，继续对腓肠肌进行牵拉，如果该夹角缩小到90度，甚至更小，说明腓肠肌之肌肉张力较高，腓肠肌有挛缩现象。如果主试者感到强烈的阻力，该夹角仍然大于90度，则表示腓肠肌有紧缩现象。

状况3：踝关节背屈时，主试者没有感到任何阻力，小腿与足背之间形成的夹角小于90度，则表示腓肠肌之肌肉张力偏低。（另一侧下肢检测方法相同）

6. 股四头肌测试（见图4-45）

操作手法：脑瘫儿童俯卧，主试者在脑瘫儿童身体后侧跪立，对其微笑、说话。主试者用双手分别握住脑瘫儿童双脚的踝关节处，轻轻地将小腿向臀部方向推去。主试者感受是否遇到一定的阻力，观察踝关节与臀部之间的距离，以及臀部与地面的关系。

状况1：主试者没有感受到阻力，双足踝与其臀部相贴合，同时臀部与地面也相贴合（髂腰肌之肌肉张力未见异常），表明股四头肌之肌肉张力未见异常。

状况2：双足踝与其臀部未贴合，间隔一段距离，同时臀部与地面出现一定的间隙（髂腰肌有挛缩或紧缩现象）。主试者感受到一定的阻力。继续牵拉股四头肌，如果双足踝能与臀部贴合，说明股四头肌之肌肉张力较高，股四头肌有挛缩现象。如果双足踝始终不能靠近臀部，间隔一段距离，说明股四头肌有紧缩现象。

状况3：双足踝与臀部完全贴合，臀部位置未发生任何改变，主试者没有感受到一丁点的阻力，表明股四头肌、髂腰肌之肌肉张力偏低。

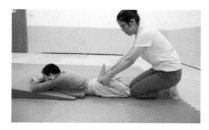
图4-45　股四头肌测试

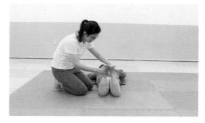
图4-46　阔筋膜张肌测试

7. 阔筋膜张肌测试（见图 4-46）

操作手法：脑瘫儿童俯卧，双下肢并拢，主试者在脑瘫儿童身体后侧跪立，对其微笑、说话。主试者用双手分别握住脑瘫儿童双脚的踝关节处，轻轻地将小腿向臀部方向推去。观察在双足踝接近臀部的过程中双膝是否分开。

状况 1：在双足踝接近臀部的过程中，双膝未分开，表明阔筋膜张肌之肌肉张力未见异常。

状况 2：在双足踝接近臀部的过程中，双膝自然往外分开。主试者将双足踝固定在臀部上方，同时牵拉阔筋膜张肌（并拢双膝），如果双膝能够并拢，说明阔筋膜张肌之肌肉张力较高，阔筋膜张肌有挛缩现象。如果双膝不能并拢，说明阔筋膜张肌有紧缩现象。

五、辅具的使用

全人（个体化）疗育评估记录表中所列出的辅具包括日常生活摆位辅具和运动时所用辅具，如侧躺床、站立架、三角椅、特制轮椅、足踝支架、矫正鞋和足弓垫，以及与手术相关的辅具，包括鼻胃管、侧脑室引流管和胃造瘘管。

教育康复现场评估时，评估人员通过询问，了解脑瘫儿童正在使用的辅具。根据对现有能力和异常肌肉张力分布等信息的分析，判断其辅具是否符合脑瘫儿童的粗大动作发展需求。如果其辅具使用情况不符合粗大动作发展需求，应该建议家长停止使用或者适配新的辅具。通过评估我们不仅评估当下使用什么辅具，而且应当教会家长如何正确使用辅具，以及在教育康复人员的指导下恰当地选择辅具。

六、内科诊断疾病和相关感官能力

脑瘫是综合性疾病，脑瘫儿童的动作发展障碍是主要障碍，除此以外，他们常常伴有多种内科诊断疾病、相关感官能力缺损现象、认知和语言发展障碍、情绪心理问题等。这些伴随性障碍对脑瘫儿童的粗大动作发展产生着重要影响。脑瘫儿童的动作教育康复训练，应该重视内科诊断疾病和相关感官能力的评估和分析。

（一）内科诊断疾病的评估

全人（个体化）疗育评估记录表中被重点列出的内科诊断疾病主要是心肺疾病和癫痫。现场评估时，评估人员通过询问，向家长获取有关脑瘫儿童是否患有相关疾病的信息。重点询问是否患有心脏病和肺部疾病，以及疾病的治疗和服药情况。另外，大多数脑瘫儿童都可能患有癫痫，评估人员必须详细询问其癫痫的发病和服用药物状况。患有心肺疾病和癫痫的脑瘫儿童，其心肺功能差、体能差，教育康复训练要遵循少量多次的原则，为脑瘫儿童提供恰当的训练量。如果运动剂量过高，容易导致脑瘫儿童的身体出现不适感，甚至诱发癫痫。家长应如实说明孩子的患病和服用药物情况，切勿有意隐瞒，将有助于为脑瘫儿童开展丰富且适当的教育康复训练。

（二）相关感官能力的评估

脑瘫儿童常常存在感官知觉障碍，主要表现为与粗大动作发展密切相关的视觉、听觉、手触觉、本体觉和前庭觉。

1. 视觉和听觉的评估

个体的学习活动需要感觉通路的建立，感觉通路建立后外界刺激才能被大脑所接收、处理，并以神经冲动的形式到达效应器而作出反应。部分脑瘫儿童的视觉和听觉通路存在缺损，他们出现了看不清或听不清，甚至看不到或听不到的现象。

现场评估时，评估人员主要通过询问，从家长处获取有关脑瘫儿童的视觉和听觉的医学检查结果，按检查结果填写评估表。在评估之前，如果脑瘫儿童尚未做过相关检查，评估人员应该通过观察和测试，初步了解脑瘫儿童的视觉和听觉的反应。

斜视总是很容易被立刻观察到，弱势或近视，以及其他的视觉问题仍然需要专业的医学仪器进行检查。听觉评估主要是观察脑瘫儿童对声音的反应，获得听到或听不到两种信息。

视觉斜视等异常情况会严重影响脑瘫儿童对空间位置的判定，影响其前庭觉和本体觉的发展，影响粗大动作发展。听觉障碍会影响脑瘫儿童的指令听从能力的发展，影响其与他人互动能力的发展。听觉与前庭觉联系密切，同样也影响粗大动作发展。

2. 手触觉的评估

手触觉的发展主要表现为防御、依赖两种情况。脑瘫儿童的粗大动作发展（现有能力）没有进入躯干和上肢控制的第一项能力（双上肢支撑2秒）时，手触觉评估为防御。当现有能力发展进入双上肢支撑2秒之后，手触觉评估为依赖。低张型脑瘫儿童在双上肢支撑2秒以前，手触觉常常评估为迟钝。

3. 本体觉的评估

我们所理解的前庭觉诱导下的肌肉张力的变化主要依靠本体觉来达成。对本体觉的评估，在全人（个体化）疗育评估记录表一和表二中，主要表现为对异常肌肉张力分布的评估，与畏缩反应、活动体能密切相关。

4. 前庭觉的评估

对前庭觉的评估则综合了相关感官知觉，以及评估表中的绝大多数障碍因素，包括年龄、障碍类型、障碍部位、异常肌肉张力分布、情绪、视觉、听觉、手触觉、嗅味觉、畏缩反应等。

前庭觉受到视觉、听觉和本体觉影响。在粗大动作发展成熟以前，前庭觉尚未发展稳定，呈现前庭觉敏感现象。敏感的项目主要有脑瘫儿童的年龄（3岁以前）、障碍类型（含徐动型、协调不良型和松弛型等）、障碍部位（含单瘫、四肢瘫、重复偏瘫、偏瘫和截瘫等）、异常肌肉张力分布（含全弯、上弯下直、上直下弯等）、癫痫、视觉斜视、听觉异常、手触觉依赖、情绪反应敏感等众多内容。项目越多，反映出前庭觉敏感程度越高。

（三）认知反应、指令听从能力和语言能力的评估

1. 认知反应的评估

全人（个体化）疗育评估记录表中的认知反应指的是在现场评估时，脑瘫儿童对环境中的物和人的接收速度和作出的适应性行为反应，并不是严格意义上的智力高低。

2. 指令听从能力的评估

指令听从能力主要同认知反应密切联系，也与年龄有关。通常情况下，年龄在3岁以下时，脑瘫儿童的指令听从能力评估为差或无；年龄达到3岁及以上时，

需根据脑瘫儿童在评估现场的反应来确定指令听从能力评估为无、差或佳。指令听从能力评估为无，表示脑瘫儿童听不懂指令，对环境中的人不感兴趣，注意力集中在对物品的探索和简单操作上；指令听从能力评估为差，表示脑瘫儿童听得懂指令，但在个体意愿与行为上出现不配合的现象；指令听从能力评估为佳，表示脑瘫儿童不仅能听懂指令，而且能较好地执行指令。

3. 语言能力的评估

全人（个体化）疗育评估记录表中的语言能力主要指口语表达能力，分为无、构音异常、差和好四种情况。语言能力评估为无，表示脑瘫儿童没有口语行为；语言能力评估为构音异常，表示脑瘫儿童有口语，但说不清楚；语言能力评估为差，表示脑瘫儿童有口语，但语词量较同龄儿童少，使用的句子也较同龄儿童少或句型更简单；语言能力评估为好，表示脑瘫儿童与同龄儿童的口语发展水平相当。

（四）情绪心理和畏缩反应的评估

脑瘫儿童的中枢神经系统受到了损伤，出现姿势异常，其动作发展也存在严重障碍。中枢神经系统的损伤还会导致感官知觉发展障碍。这些发展性的障碍在脑瘫儿童的生长发育过程中又成为相互影响的因素，它们共同作用于脑瘫儿童的身体和心理的发展。教育康复专业人员容易重视脑瘫儿童在身体上存在的障碍，却容易忽略脑瘫儿童在康复过程中呈现的紧张情绪和心理的不安全感现象，看不懂肌肉张力失衡发展和紧张情绪所导致的畏缩反应。

1. 情绪心理的评估

认知反应越好的脑瘫儿童，其心理不安全感现象越强，情绪也越紧张。例如智力正常的徐动型脑瘫儿童，随着年龄的增加，他们对自己的身体甚至感到越来越害怕。这些徐动型脑瘫儿童常常不知道自己的身体在下一秒会是什么姿势？自己的头转向了哪一侧？自己的腿会伸展还是弯曲？这一切的一切都是那么不可预测，同时伴随肌肉紧张带来的酸痛感和麻木感。他们几乎整天被对自己身体控制的无力感所包围，无法挣脱也无计可施。如果家人或教育康复人员不了解脑瘫儿童的这种无力感和恐惧感，对其要求越多、标准越高，其对身体的恐惧也就越发厉害，导致原始反射继续亢进，姿势异常情形增加，肌肉张力不断增强，我们希望看到的动作能力却越来越遥遥无期。

脑瘫儿童的情绪心理评估多为敏感，极少数脑瘫儿童的情绪心理评估能够勾选稳定。

2. 畏缩反应的评估

畏缩反应是肌肉张力失衡发展和情绪心理敏感的综合反应。主要通过观察脑瘫儿童的肢体关节所呈现的姿势来进行判断。其中，最主要的观察点是骨盆对抗重力时髂腰肌的反应。畏缩反应评估为强，髂腰肌在高跪姿下呈屈曲状，骨盆前转；畏缩反应评估为弱，髂腰肌在高跪姿下呈伸展状，骨盆后倾，但过度代偿。两种情况下，骨盆臀大肌之肌力都不足。

（五）主动活动体能的评估

主动活动意愿与其体能大部分都受到药物的影响，如服用癫痫药物，就会影响到脑瘫儿童的感知觉，使全身肌肉张力变低和体力下降，从而影响脑瘫儿童的主动活动性。同时主动活动意愿也会受到障碍类型的影响，如徐动型脑瘫儿童以不随意运动为主，导致其活动体能消耗过大。而低张型的脑瘫儿童，因为全身肌肉张力过低和体力不好，他们的主动活动意愿较低。

七、主要问题及教育康复训练计划和长短期目标

（一）主要问题

教育康复评估人员在收集脑瘫儿童现有能力与动作发展训练阶段、障碍类型、异常肌肉张力分布等信息的基础上，就可以列出脑瘫儿童全人疗育的主要问题。大多数脑瘫儿童的主要问题不止一个，神经发展平衡治疗系统依据其重要性从前往后依次列了如下主要问题。

1. 心理不安全感与紧张情绪影响，以及癫痫的影响

心理不安全感与紧张情绪，以及癫痫将直接影响脑瘫儿童的各项能力发展、学习意愿、全身异常肌肉张力发展、双侧肢控制能力平衡发展、动作控制，以及手部代偿反应。

在放松、愉快的情绪状态下，大脑拥有最佳的学习活动效果。相反，心理的不安全感和紧张情绪导致大脑神经元活动降低，记忆力下降、认知反应迟钝。在对抗重力的肢体活动中，脑瘫儿童选择容易支配的躯体部位或优势侧完成活动，

导致异常肌肉张力容易向肢体末端、肌肉张力已经升高的地方累积，影响到全身异常肌肉张力发展和双侧肢控制能力的平衡发展。另外，癫痫是大脑的异常放电现象，癫痫发作期间脑神经元因缺氧而暂停工作，缺氧时间稍长甚至会损伤脑细胞。癫痫发作后脑瘫儿童通常需要较长时间来恢复体力。在此过程中，脑瘫儿童的学习活动减少了，容易令其对周围环境中的各种事物缺乏兴趣，学习意愿低落。由此看来，紧张情绪和心理不安全感，以及癫痫应该得到评估人员和家长的重视，被列为主要问题的第一项。

2. 学习区及学习区中影响动作能力发展的主要拮抗肌肉

这一项主要问题重点描述的是，脑瘫儿童动作发展阶段（学习区）相互拮抗之伸展肌肉群与屈曲肌肉群之肌肉张力和肌力的失衡状况。在全人（个体化）疗育评估记录表一中，我们着重讨论的是臀背部伸展肌肉张力不足和骨盆及腹部屈曲肌肉张力不足。在全人（个体化）疗育评估记录表二中，我们着重讨论的是骨盆及下肢伸展肌力不足和骨盆及下肢屈曲肌力不足。两张表中无论是伸直肌肉群还是屈曲肌肉群，谁是对粗大动作能力发展产生影响的最主要因素，谁就成为训练的主要对象。如果两者都重要，两者都勾选。

通常情况下，脑瘫儿童的异常肌肉张力分布勾选的是全弯、上弯下直、上直下弯等情况时，其动作发展阶段（学习区）的伸展肌肉群之肌肉张力是影响其粗大动作发展的重要因素，需要勾选。异常肌肉张力分布为全直直三的脑瘫儿童，其学习区的伸展肌肉群和屈曲肌肉群之肌肉张力发展呈现不足的问题，两者都需要勾选。异常肌肉张力分布为全直直二和全直直一的脑瘫儿童，其学习区中屈曲肌肉群之肌肉张力发展不足是影响其粗大动作能力发展的重要因素，需要勾选。

3. 非学习区中影响粗大动作能力发展的重要肌肉群和关节问题

非学习区中影响粗大动作能力发展的重要肌肉群和关节包括双侧髋及膝关节、膝屈曲肌、腓肠肌和比目鱼肌等。这些肌肉群及关节的肌肉张力失衡现象，将直接影响学习区动作控制和学习能力的发展。改善它们的失衡情况，是为了更有效地促进学习区主要拮抗肌肉群之肌肉张力的平衡。

评估人员运用徒手操作评估获得这些重要肌肉群和关节的肌肉张力分布状况，然后，将这些重要肌肉和关节的测试结果填写到全人（个体化）疗育评估记录表中。

（二）长短期目标及训练计划

在主要问题整理及勾选之后，评估人员需要根据上述评估信息制订出训练计划，列出动作发展的短期和长期目标。

1. 长短期目标

短期目标和长期目标指的是脑瘫儿童当下粗大动作和各项能力发展的综合目标，是检核教育康复评估人员专业实力的重要指标。评估人员能否拟订出适合脑瘫儿童当下能力的短期和长期目标，不仅是评估人员的重要任务，而且密切关系脑瘫儿童的教育康复训练效果。

神经发展平衡治疗系统依据0~6岁普通儿童动作发展的规律，根据脑瘫儿童肌肉张力发展和动作发展的规律，在全人（个体化）疗育评估记录表中将脑瘫儿童的动作发展进阶目标撰写为34项现有能力。评估人员只要确定出脑瘫儿童的现有能力，那么短期目标就是该现有能力项的下一项，长期目标就是短期目标的再下一项。短期目标适用时间一般在1个月左右，长期目标通常在3个月左右。

2. 训练计划

训练计划的制订是脑瘫儿童现场评估中最为关键和主要的内容。在制订训练计划之前，评估人员一定要掌握制订训练计划的基本原则。

在遵循训练计划的内在规律的基础上，针对训练计划的内容需要强调两点：①训练内容并不是越多越好，通常设计的动作在3~5个为最佳。②训练内容需要根据谁是主要训练者的不同（专业人员、家长——父母或祖父母、保姆）、训练场所的不同（教育康复训练室、家——客厅的地板上或卧室的床上）、脑瘫儿童身体状态的不同（健康、生病）等因素而有所调整，可以更换训练活动，也可以增减训练剂量，甚至以摆位活动为主。另外，训练应遵循少量多次的原则，以保证达到最佳训练效果。

（1）动作设计的基本原则

脑瘫儿童的动作问题突出表现为两点：全身异常肌肉张力的发展和功能性动作能力发展迟滞。促进脑瘫儿童粗大动作能力的平衡发展的关键点是，掌握原始肌肉张力和功能性动作能力发展的规律，掌握脑瘫儿童异常肌肉张力分布理论，理解紧张性原始反射、紧张性姿势反射、紧张性情绪反应等路径下的周围学派和中枢学派是如何作用于个体各项能力发展的理论等。基于此，脑瘫儿童的训练计划和所选择的学习模式就需要将这些理论和思想展现出来，以帮助训练的主要操作者（专业人员和家长）理解脑瘫儿童的学习重点，避免在长时间的操作中迷失评估方向，还可以防止某些观念不同的家长随意删减训练内容。

制订训练计划的基本原则，也是制订训练计划的顺序：①对高张肌肉进行抑制；②肌张力平衡的抑制与促进；③控制肌力活动的促进；④姿势控制稳定的促进；⑤动态重心转移动作控制反应速度的促进；⑥功能技巧性动作及目标性动作。

（2）选择学习模式

脑瘫儿童动作教育康复训练的学习模式主要有三种，分别是积极症状处理型、非指令听从型和指令听从型。

1）积极症状处理型。学习模式为积极症状处理型的脑瘫儿童，他们的障碍程度往往都极其严重。主动活动体能极低，功能性动作能力差，动作发展阶段几乎都处于头颈或躯干控制。他们受到动作能力发展缓慢的影响，认知反应普通或差。积极症状处理型脑瘫儿童需要改善的问题几乎都是关乎维持生命的基本活动，包括改善其基本的活动体能、建立感觉通路、启动神经反射的肌肉张力、增强原始神经反射、提高全身活动能力与降低心理不安全感，改善生理畏缩反应等。

2）非指令听从型。学习模式为非指令听从型的脑瘫儿童，其能力比积极症状处理型的脑瘫儿童稍好，大多处于躯干、上肢或骨盆控制。认知无论好坏，都有可能归为这一类型。年龄较小的脑瘫儿童由于配合度低，常采用被动的刺激反应策略进行教学训练。如果脑瘫儿童的认知较好，其心理不安全感强，训练者采用指令方式进行教学，容易令脑瘫儿童产生紧张情绪。所以，在教育康复训练过程中，训练者需要运用转移专注力的方法，例如一边拍手一边数数、一边抬脚一边拍手等。目的是降低脑瘫儿童的心理不安全感和紧张情绪。

3）指令听从型。学习模式为指令听从型的脑瘫儿童，其动作与认知能力都较好，动作发展训练阶段在骨盆或下肢控制阶段。在教育康复训练过程中，他们不仅对训练者发出的指令听得懂，而且也愿意配合。这时可以利用其较好的认知来调整动作完成的品质和增加动作控制能力。

第五章

脑瘫儿童动作教育的操作技术

脑瘫儿童动作教育是一门理论与实践密切结合的专业。我们所掌握的理论和观念能透过科学而严谨的评估，最后落实到操作层面，这也是本专业的魅力所在。脑瘫儿童动作教育的操作技术或手法非常多，很难在此一一赘述，只能对其中的两个重点进行分析，一是动作教育的处置重点，它是脑瘫儿童动作教育的线索，掌握和厘清这些线索是解决脑瘫儿童动作障碍的关键所在；二是不同障碍类型脑瘫儿童的动作教育重点，脑瘫儿童的不同障碍类型主要是依据脑损伤部位进行划分的，其相互拮抗的肌肉群的病理表现截然不同，所以，不同障碍类型脑瘫儿童的处置策略和教育重点相应地也就不同，掌握这些重点同样是脑瘫儿童动作教育的关键。

第一节　动作教育的目的与原则

脑瘫儿童的动作教育是中枢神经系统的学习活动，教育康复专业人员和家长如果能够掌握脑瘫儿童的学习特点和学习需求，干预训练开展得越早，效果越好。动作教育操作训练对脑瘫儿童的神经功能的恢复发挥着重要作用，专业人员和家长要重视脑瘫儿童的日常操作训练和摆位活动，并在理解教育训练目的的基础上，遵循相应的训练原则，从而保障脑瘫儿童的训练效果。

一、动作教育的目的

脑瘫儿童的动作教育是一个与时间和空间密切联系的学习活动。首先，从时间维度上来看，在一日 24 小时中，脑瘫儿童的每分每秒都需要得到有效管理。

24 小时被大致分成两部分：脑瘫儿童进行操作训练的时间和长时间低剂量摆位的时间。其次，在空间维度上，脑瘫儿童的摆位姿势应该符合其肌肉张力发展的需求，什么时候应该俯趴或侧躺？什么时候应该高跪或半跪？什么时候应该增加身体的活动度等，都是脑瘫儿童在空间中的活动安排，需要专业人员和家长共同合作、相互配合。

脑瘫儿童动作教育的操作技术是对教育康复理论的运用和验证，以及创新的过程。它直接作用于脑瘫儿童的身体，以对抗重力的姿势为基础，借助训练辅具发展出各式各样的活动内容或招式，以激活受伤的大脑中那些健康的神经细胞的代偿功能，帮助脑瘫儿童学习如何主动控制自己的身体和实现活动操作。

（一）激活受伤大脑中那些健康的神经细胞的代偿功能

脑瘫儿童中枢神经系统的损伤位置一般都较为固定，大脑其他部分并没有受到太大影响。虽然受伤的脑细胞不可能通过训练复活，但是与这些受到损伤的脑细胞临近的脑组织具有一定的代偿功能。通过正确而及时的训练，脑瘫儿童中枢神经系统受到损伤的功能会由其他脑组织所替代，即脑瘫儿童外在被观察到的姿势、动作及认知和语言会呈现新的能力。

（二）帮助脑瘫儿童学习如何主动控制自己的身体和实现活动操作

操作训练和日常摆位是改变脑瘫儿童全身异常肌肉张力失衡现象的重要途径。训练者通过借助辅具或日常用品的姿势摆位和有效的身体活动，促进脑瘫儿童全身的肌肉张力从远端到近端的平衡，发展出其从近端到远端的功能性动作，在适度矫正异常动作模式的情况下，帮助脑瘫儿童受伤的大脑学习如何主动地控制自己的身体和实现活动操作。

二、动作教育的原则

1. 早期干预

脑瘫儿童的动作教育是与时间赛跑的过程。他们的病因虽然是非进行性的，但是，随着身高和体重的不断增加，其症状却在逐渐加重。这就意味着如果能够尽早开始有效训练，脑瘫儿童因神经损伤所衍生的全身异常肌肉张力和错误动作模式的累积量就越少，训练周期也就越短。

脑瘫儿童的动作教育是大脑中枢神经系统的学习活动，如果能够在脑神经发育和成熟的关键期进行教育训练，即越早开始，效果越好。

2. 因材施教

训练计划的制订是落实脑瘫儿童动作发展的主要问题的关键，训练计划好比医生为病人所开的治疗处方。神经发展平衡治疗系统特别重视训练计划的针对性，在制订过程中特别强调因材施教，最担心评估人员所制订的训练计划没有体现出个体差异，没能把握每个脑瘫儿童的主要问题，包括学习区的主要拮抗肌肉、异常肌肉张力分布、障碍类型和障碍部位，以及心肺疾病情况、认知及情绪心理等。

大多数时候，家长也要学习操作训练，辅助专业人员执行训练计划。所以，我们设计的某些活动或操作动作要考虑家长的年龄、体力，以及家庭环境所能提供的辅具等因素。唯有准确掌握脑瘫儿童动作发展的学习重点和学习需求，制订的训练计划才能更具针对性，有针对性的训练计划实施起来也才能见到成效。

3. 定期检查

评估人员所制订的某一个训练计划针对的是脑瘫儿童当时的情况，训练计划具有一定的时效性。当训练计划的短期目标或长期目标达成后，或者长短期目标超过事前预定的时间，就应该对脑瘫儿童再实施一次评估。随着脑瘫儿童动作能力的进步或改变，先前制订的训练计划必须及时作出调整；否则，与脑瘫儿童已经进步的动作能力不相匹配的原有训练计划，将影响其动作能力的进步，甚至导致其进步的动作能力发生倒退，或者失衡的异常肌肉张力的变化更加异常。

4. 预测未来

在脑瘫儿童动作教育的评估技术中，有一项内容是对躯体关节的主要拮抗肌肉群之肌肉张力进行的测试，称作骨科检查。评估人员做这项测试的目的，一方面是获悉脑瘫儿童的动作发展阶段（学习区）的异常肌肉张力分布情况，以及对学习区产生影响的躯体关节的主要拮抗肌之肌肉张力的失衡状况，以便在训练计划中对这些问题进行关照；一方面也可以提醒教育康复训练人员和家长预防某些关节之主要拮抗肌肉群之肌肉张力的继续恶化，减少肌肉紧缩或关节变形的概率。专业人员采用的主要措施是，在操作训练过程中，设计适合脑瘫儿童能力的训练动作或活动，避免脑瘫儿童出现过度代偿的动作，从而减少异常动作或异常姿势。在日常摆位和功能性活动中，也要特别提醒家长，减少那些让脑瘫儿童有过度代偿反应的活动，如大量的行走活动等。

5. 遵循方向

脑瘫儿童的教育康复训练最重要的是有稳定的心态，切勿急躁。脑瘫儿童的动作发展有一定的顺序和方向，需要较长的时间。对于自己的孩子是脑瘫儿童的事实，家长们往往需要通过一段时间的成长才能慢慢接受，有的家长也可能一直都无法接受这件事，长时间处于痛苦和消极的情绪中。如果家长能在思想上接受孩子需要积极做康复训练的事实，那么他们就会立刻寻找各种资源，试图快速解决问题。在陪伴孩子和为孩子开展训练的过程中容易出现心急求快的现象。譬如，容易出现跨越孩子的动作发展阶段或现有能力，过早让他们练习站立与行走，甚至每天花费大量的时间进行练习。这样做不仅不能有效促进脑瘫儿童动作的发展，反而会加重原本已经失衡的异常肌肉张力，形成更多合并症，无形中增加了训练的难度。

6. 少量多次

人类中枢神经系统的学习活动遵循少量多次的重复原则。当输入量适中时，大脑内部的加工顺利、不冲突。而过量的刺激不仅不会增加脑神经的活动，相反脑神经活动会降低，学习效率出现下降的趋势。脑瘫儿童的学习活动同样需要遵循中枢神经系统的活动特点，训练剂量应以低负荷、多次数为原则。为了增加活动的广泛性及神经联结的丰富性，专业人员应该依循儿童心理发展的特点，在掌握脑瘫儿童的学习兴趣的基础上，增加活动内容和活动机会。例如，在动作训练中可以聊天、讲故事、唱歌、玩游戏等。通过这些丰富多样的活动与脑瘫儿童的积极参与，提高脑瘫儿童的肌肉耐力和提升其学习兴趣。

7. 戒急用忍

动作学习和训练是身体的记忆活动，练习内容越简单越容易学习和记忆。脑瘫儿童的训练内容应该由简单至复杂，简单的活动反复操作，以感觉到和记住为目的。避免活动过多、杂乱无章，不利于脑瘫儿童的学习。

脑瘫儿童的基础练习指的是肌肉张力的平衡性训练、学习区大肌肉群肌肉力量和姿势控制稳定的练习，以及在活动中动作控制反应速度的促进等，它们是个体的功能性动作发展的基础。因此，脑瘫儿童动作训练应遵循由基础至功能训练的原则。

　　脑瘫儿童因动作障碍常常自信心不足，动作操作训练是提升其自信心的重要途径，所以，在操作过程中治疗人员和家长应合理安排动作的数量和训练难度，让脑瘫儿童容易获得完成动作的成就感，由此促进其完善人格的建立。

8. 一兼二顾

　　整体和部分的观念在脑瘫儿童动作操作训练中至关重要。脑瘫儿童动作训练必须强调整体的动作模式，从其全身异常肌肉张力分布为主线，从学习区与非学习区、从近端到远端、从远端到近端等维度来设计动作和操作训练。而单一的关节活动并不常常对抗重力，对平衡全身异常肌肉张力的作用不大。在整体观念下注重部分的操作，以及搭配各种训练方式并同时进行才是有效率的训练模式。

9. 全体动员

　　脑瘫儿童动作操作训练剂量强调少量多次，注重 24 小时正确的姿势摆位和操作训练。所以，在不同时间和不同地点围绕脑瘫儿童吃喝拉撒睡及教育训练的相关人员应该有效结合，并共同参与学习掌握脑瘫儿童动作教育训练的知识和技能，才是改善脑瘫儿童各项能力的重要前提条件。

第二节　动作教育的处置重点

　　脑瘫儿童的教育和康复有许多需要重点解决的问题，如癫痫、肌肉的挛缩或紧缩、骨科的问题等，但归纳起来这些问题都离不开脑瘫儿童动作学习的处置重点，要想解决这些问题也得从动作学习的处置重点着手。脑瘫儿童动作学习的处置重点包括肌肉张力的平衡、动作控制的平衡发展和不适当动作模式的矫正。

一、肌肉张力的平衡

　　人体中线平衡构造的发育包括神经、肌肉和骨连接的关节，神经支配肌肉，肌肉因附着在骨连接的关节上，从而引起关节的活动，被称为动作。动作分静态的姿势控制和动态的运动控制。

人体从出生开始就在接受重力的影响，姿势控制与运动控制的发育是以原始肌肉张力的发展和动作控制的平衡发展为基础，遵循中线控制的原理，达成肌肉张力和动作控制能力发展的平衡。

（一）对称性和相对应的平衡

从人体神经、肌肉、骨连接的关节的发育和成熟特点来看，人体在构造上具有左右对称、前后对应的特点。

1. 左右对称的平衡

从外观上看，人体的左边和右边的眼、耳、鼻孔、上肢和下肢等各部分从数量、大小、长短、粗细、颜色、形状，以及位置都是一样的，即一一对应的。从解剖学上看，人体的左边和右边的骨骼、肌肉也具有同样的特点，左右对称。

2. 前后对应的平衡

人类有别于其他动物的本质特征之一是直立行走，身体构造为了适应直立姿势不断进行着调整和完善。一方面，人体的脊椎形成了四个生理弯曲，前后对应。颈曲前凸，胸曲后凸，以维持躯干平衡；腰曲前凸，骶曲后凸，以维持骨盆平衡。另一方面，人体肌肉群的分布与直立姿势、劳动也有密切关系。为适应直立姿势和劳动，颈后、背部、臀部和小腿后面的肌肉群特别发达，与之对应的颈前、腹部、髋关节和小腿前面的肌肉群则比较薄弱；上肢为适应劳动，屈曲肌肉比伸展肌肉发达，运动手指的肌肉也较其他动物分化的程度要高；下肢肌肉粗壮。

（二）促进"拮抗肌"主动协调控制

原始肌肉张力在中线平衡的身体构造上由远端向近端启动，发展的顺序是双下肢、双上肢、头颈、躯干和骨盆。在每个学习区首先启动的都是伸展肌肉群的肌肉张力，随后是与之拮抗的屈曲肌肉群的肌肉张力。当身体关节之拮抗肌肌肉张力都得到了充分发展，个体对关节的活动控制能力随之开始出现，表现出拮抗肌主动协调控制的动作，如婴儿开始将手指放入口中吸吮、双手主动抱取奶瓶等。

（三）增强关节结构稳定

拮抗肌主动协调控制能力的增加需要个体获得充分的练习机会。通过练习能继续提高身体关节之拮抗肌单侧肌肉张力，而拮抗肌单侧肌肉张力的提高反过来又能增强关节结构的稳定，使主动协调控制能力得到进一步提升，婴儿更愿意使用手和身体的其他部位对环境进行探索，身体的活动显得更有力、频率更高。

（四）增加功能性动作协调

原始肌肉张力的发展是为了促进从近端到远端的功能性动作能力的发展。当原始肌肉张力启动到躯干及骨盆，个体的功能性动作能力发展到爬行，此时从远端踝关节、膝关节到髋关节都具有一定的稳定度，能较好地支持个体在放手坐立姿势下进行双手的精细活动，个体能从坐姿顺利转换成四点爬姿，或从四点爬姿快速转换为坐姿。由此表明个体的功能性动作的协调性得到了增强，个体适应环境和探索环境的能力进一步发展。

在临床操作中原始肌肉张力由远端向近端发展的启动原则在不同学习区、不同障碍类型和不同障碍部位，以及异常肌肉张力分布不同的脑瘫儿童身上被验证和运用。例如将全身异常肌肉张力分布状态为全直直三、学习区在骨盆控制阶段的痉挛型脑瘫儿童双腋挂在梯背架上和双下肢倚靠在大滚筒上，利用骨盆从远端向近端启动的畏缩反应带动双下肢的活动，有效地增加下肢及骨盆伸展肌肉群和屈曲肌肉群之肌肉张力，增加踝关节、膝关节和髋关节的稳定度，同时抑制上肢肩关节内夹的异常张力，能提高上肢肩关节的活动度等。

二、动作控制的平衡发展（功能性动作能力的平衡发展）

在外界环境的刺激下，婴儿的神经系统迅速发育，其学习活动主要表现为大而整体的不规则动作，以及感觉的发育。在本体觉、前庭觉、触觉及其他感觉的协同发展过程中，由大肌肉群至小肌肉群的平衡肌肉张力逐渐形成。与此同时，初生的婴儿在头功能性直立以前多处于仰躺姿，背部伸展肌肉与床面接触的刺激及受身体重量的压迫，导致神经管控下的伸展肌肉的牵拉反射，伸展肌肉的肌肉张力逐渐提升。接下来婴儿在洗澡、穿衣或做身体抚触时会呈俯趴姿，腹部屈曲肌肉与床面接触的刺激及受身体伸展牵拉反射的动作的影响，导致腹部屈曲肌肉的牵拉反射，屈曲肌肉的肌肉张力逐渐提升。在这种情况下，处于俯趴姿的婴儿会表现出短暂的假性中线控制的抬头反应，但由于颈背部伸展肌肉的肌肉张力和颈部与腹部屈曲肌肉的肌肉张力的不足，婴儿的头很快又会耷拉下去，但随即又会抬起来。随着抗重力的伸展肌肉张力和稳定伸展肌肉张力的屈曲肌肉张力的协同发展，婴儿大约在三个月时头颈部出现了抗重力的拮抗肌肌力的中线控制能力。

在重力的影响下，婴儿的动作与感觉彼此平衡发展。由大肌肉群至小肌肉群平衡肌肉肌力逐渐形成，婴幼儿表现出由近端至远端自主随意功能性动作的控制或不自主神经保护性反射动作开始成熟。不自主神经保护性反射可以减轻中枢神经系统的负担，更有利于实现功能性动作，或使功能性动作可以更舒适地适应环境。

自主随意功能性动作的发展是在从近端到远端的拮抗肌肌力发展的基础上实现的，其发展顺序是：头颈控制阶段→躯干控制阶段→上肢控制阶段→骨盆控制阶段→下肢控制阶段。在每个动作控制阶段表现出的稳定的功能性动作分别是：头颈控制阶段是头颈稳定直立、躯干控制阶段是坐立起、上肢控制阶段是俯卧姿下的双上肢伸展支撑、骨盆控制阶段是四点爬姿和高跪姿、下肢控制阶段是双脚（膝、踝、足关节）伸展稳定站立。

在临床操作中功能性动作能力被切分成全人（个体化）疗育评估记录表一和表二的 34 项现有粗大动作发展能力，脑瘫儿童的动作教育训练应遵循这个发展顺序，并将其落实在动作训练计划的操作动作和长短期目标上。

三、不适当动作模式的矫正

（一）异常肌肉张力负向循环的原因

"刺激反应理论"指出，适当的刺激就会有适当的反应，不适当的刺激就会有不适当的反应。在对脑瘫儿童的动作训练中，刺激包括针灸、推拿、按摩、气功、健康食品、拉筋、电疗、肉毒素、松筋药、支架、开刀、干细胞移植等，这些刺激就是平时个案治疗训练的方法。刺激要通过感觉输入才能进入大脑的中枢神经系统，感觉输入包括视觉、听觉、触觉、嗅觉、味觉、前庭觉、本体觉，适当的刺激和感觉输入，以及正确的神经统合与动作输出，个体才会有好的行为表现。

脑瘫儿童因为中枢神经系统受了伤，会有很多知觉系统的问题，比如触觉有问题会表现出防卫或迟钝，前庭觉有问题会表现得紧张敏感，会有心理和情绪的问题，情绪和心理的问题又影响到动作。例如徐动型个案伸手去拿东西，他的意愿越强心理越紧张，手反而缩得越紧，张力表现就越高，动作控制就越困难，由此获得的外在反馈刺激偏差就更大。这些新的不好的感觉刺激与输入经受损的中枢神经统合，输出的动作控制模式偏差更严重。如此往复循环下去，个体的姿势与动作学习模式朝负向的方向发展，形成恶性循环。

（二）异常肌肉张力容易分布的走向与部位

脑瘫儿童中枢神经系统损伤导致其姿势和动作控制困难，前庭觉发育异常致使肌肉张力失衡，失衡的异常肌肉张力在人体各关节处大致呈现以下几种情况：

1. 肌肉张力已经升高的地方

临床上常见高张或是情绪敏感的脑瘫儿童，全身各关节双侧拮抗肌之伸展肌肉群的肌肉张力常在颈、背、臀或下肢异常释放。例如存在角弓反张现象的个案，在不恰当对抗重力的姿势摆位下颈背伸展张力高，在情绪激动时，颈背部异常伸展张力会急剧增加，让他们的身体看起来像一张弓，而颈前及腹部屈曲肌肉张力被拉长、变松。另一种情况是这些异常释放的张力主要集中在个案全身各关节双侧拮抗肌之屈曲肌肉群，最常见的是肘关节、髋关节、膝关节处的屈曲肌肉群。有的脑瘫儿童整个人好像小虾一样缩在那里，在情绪激动时这些屈曲肌肉群的肌肉张力急剧增高，个案关节表现出更强的畏缩反应。

2. 肢体末梢

脑瘫儿童全身异常肌肉张力分布还存在肢体近端的功能性能力不足时肌肉张力跑向肢体远端的现象。肢体远端指的是身体末梢的手和脚。临床上常见到脑瘫儿童双足踝关节紧张性跖屈，以及腕关节和指关节屈曲等现象。这些现象表明脑瘫儿童肢体近端功能性动作能力不足，在对抗重力时，个体紧张情绪和心理不安全感非常强，肢体末端关节双侧拮抗肌肌肉张力失衡严重。个体远端关节肌肉张力失衡导致其本体觉及触觉发育异常，影响到肌肉张力的平衡发展及功能性动作能力的进步。

3. 肌肉缩短处

脑瘫儿童全身异常肌肉张力分布呈现高张或低张的个案容易有挛缩或紧缩的肌肉，常常表现为肘关节屈曲、髋关节屈曲、膝关节屈曲、踝关节蔗曲，个案在紧张或是害怕的时候，这些原本已经挛缩或紧缩的肌肉群的肌肉张力容易继续增高。

4. 近端能力缺失处

脑瘫儿童动作操作训练是学习区和非学习区相互协作的过程。在临床上，在动作设计时常有借助非学习区的掌控等来帮助学习区肌肉张力平衡的训练，称为代偿，或者是日常功能性动作在使用过程中表现出能力不足时身体其他部位也会出现代偿现象。这些代偿适量运用可以帮助学习区肌肉张力的平衡及功能性动作的使用。但是，实际情况是学习区因训练难度拿捏不当，代偿过多，反而在肢体近端原本能力缺少处拮抗肌肌肉张力失衡情况增加。或者功能性动作使用过多，近端拮抗肌肌肉张力也重新出现失衡现象，表现出近端控制能力不足。

对脑瘫儿童全身异常肌肉张力分布表现的充分认识与运用，是动作教育训练的有效保证。脑瘫儿童全身异常肌肉张力是可以互相借用和利用的。例如痉挛型脑瘫儿童全身各关节拮抗肌某一侧肌肉张力过高，它对侧的拮抗肌的肌张力则相对较弱，处置的重点是将高张部位的肌肉张力导向低张部位。波巴斯反向抑制的摆位技术就运用了肌肉张力的该特点。另外，在重力的重压下肌肉张力会跑向肌肉缩短处。在临床操作上，只需要将原本拉长变松的肌肉摆成缩短状。由此可见，脑瘫儿童全身异常肌肉张力是可以利用的。

第三节　针对不同障碍类型的脑瘫儿童的动作教育重点

脑瘫儿童因为大脑中枢神经系统受损，造成运动障碍，不同的受伤部位就有不同的动作表现。根据受伤部位的不同，我们可以给所有的脑瘫儿童进行分类，这样的划分可以帮助我们了解不同类型的脑瘫儿童的学习需求，设计出适合这一类型的脑瘫儿童的学习活动。

一、痉挛型脑瘫儿童的动作教育重点

痉挛型脑瘫儿童在临床上最为多见，其临床特征表现为：全身张力分布以高张为主，有情绪反应时高张肌肉痉挛情形加重，关节活动度受限。从异常肌张力分布来看，全身拮抗肌单侧肌肉张力高，也就是双侧拮抗肌的异常肌张力分布为

一高一低或一低一高。从身体的外部特征来看，上肢屈肌张力高，常常出现上肢屈曲、内收和内旋，手掌握拳，拇指内收，髋内收张力比较高，双腿不易分开，常常出现内收、内旋，严重时双腿交叉呈剪刀状。下肢的伸展肌肉群肌肉张力高，常常出现尖足现象，即踝关节跖屈。神经系统的病理伤害区在脑部的锥体系，临床上由于牵张反射亢进，引起持续性肌肉紧张的固定姿势。

痉挛型脑瘫儿童动作操作的重点是：通过抑制促进手法，抑制拮抗肌中单侧高张的肌肉，促进对侧低张的肌肉，最终达到拮抗肌的协同运作，提升个案动作控制的能力。痉挛型脑瘫儿童全身各关节拮抗肌肌肉张力的病理表现为一高一低或一低一高，长期不良姿势摆位很容易造成骨骼变形，通过日常姿势摆位来抑制拮抗肌单侧高张肌肉很重要，也很有必要。因此，对痉挛型脑瘫儿童来说，应时刻关注其摆位姿势，并给予其正确的摆位指导，让其24小时都有正确的摆位姿势。

痉挛型脑瘫儿童全身重要关节拮抗肌单侧高张的肌肉在对抗重力的姿势下可以进行适度牵拉，目的是促进拮抗肌对侧低张肌肉群的肌肉张力。

二、徐动型脑瘫儿童的动作教育重点

徐动型脑瘫儿童全身异常肌肉张力分布以高张为主，面部表情变化丰富，有时看上去很怪异，认知能力通常能够达到标准水平，动作控制受心理因素影响很大，有意识活动时张力明显增强。从异常肌张力分布来看，双侧拮抗肌的肌肉张力分布忽高忽低，动作控制困难，不随意动作多。动作发展不受限于成熟理论，在肢体近端能力还没有完全构建成熟时，肢体远端也能呈现一定的动作能力表现。例如，某些脑瘫儿童功能性动作能力到达下肢控制的独立行走阶段，肢体近端的头颈控制能力还不够稳定。神经系统的病理伤害区在脑部的锥体外系，大脑皮质没有受到损伤，临床上最常见的病因是核黄疸，其他如新生儿窒息、代谢异常等疾病也可能导致徐动型脑瘫。评估重点包括认知反应较好、髋内收张力高，以及在进行随意运动时因存在大量不随意动作而造成的晃动现象。

徐动型脑瘫儿童动作操作训练的重点是：注重本体觉、前庭觉等感知觉的输入，强调建立正确的动作模式，增加个案的动作控制能力，最终使个案更加了解自己的身体，更好地提升控制自身动作的能力。对徐动型脑瘫儿童来说，当功能性动作能力处于躯干控制及其以上阶段时，常常有原始反射的残存，动作控制异

常困难。此时，应多采用"以静制动"的处置策略，帮助个案形成较为正确、中线控制的动作模式；当功能性动作能力进入骨盆控制及其以下阶段时，双侧拮抗肌异常肌肉张力分布的特点则强调重心转移动态控制能力是其学习的重点。在设计动作时要加入大量的动态控制，比如跪走、交替半跪，甚至在适当的时机可以练习行走。这些动态的控制训练可以提高徐动型脑瘫儿童对身体重心转移动态控制的经验，帮助其更好地适应身体。结合恰到好处的稳定性肌力训练和静态姿势调整，最终形成较为稳定、准确的功能性能力。

三、协调不良型脑瘫儿童的动作教育重点

协调不良型脑瘫儿童全身异常肌肉张力分布以低张为主，运动感觉和平衡感觉存在严重障碍，情绪反应强烈时动作协调控制不良的情形加剧。从异常肌张力分布来看，双侧拮抗肌肌肉张力分布为忽高忽低。从运动障碍来看，个案由于平衡感差及关节活动度过大，肢体在运动时呈现笨拙、不协调现象。神经系统的病理伤害区在小脑皮质，临床上小脑出血、先天性小脑发育不良、锥体或锥体外系损伤等都可导致协调不良型脑瘫。评估重点包括髋内收张力低，运动时能观察到明显的晃动现象，以及动作呈现笨拙、不协调现象。

协调不良型脑瘫儿童动作操作训练的重点是：增加个案本体觉、触觉、前庭觉等感知觉的输入，动作设计以增进平衡能力和肢体协调能力的动作为主，以提升个案动作控制的协调能力。协调不良型脑瘫儿童有时无法展现某种动作，有可能是心理不安全感造成的意愿不强，并不是本身肌肉能力的缺失，因此可以给予少量的手部代偿，减少心理压力，提升训练的剂量。

四、松弛型脑瘫儿童的动作教育重点

松弛型脑瘫儿童全身异常肌肉张力分布以低张为主，动作控制无力，活动体能差，易疲倦。由于活动体能差，这类脑瘫儿童易出现肌肉失用性紧缩，发展到后期会引发关节变形等并发症。从异常肌张力分布来看，双侧拮抗肌的异常肌肉张力分布为双低，从身体的外部特征来看，该类个案常常采用张口式呼吸，舌尖易外吐。髋内收肌张力很低，双腿展开角度为180度甚至更大，仰卧位与俯卧位时双上肢及双下肢外展、外旋，呈蛙姿状。当有情绪反应时，伸展肌肉群肌肉张

力会提升，表现为头背屈、躯干后仰、下肢伸展，甚至出现角弓反张。脑部病理伤害后长期服用松筋药、镇静剂、癫痫药等影响到个体的活动体能。评估测试的重点包括髋内收张力低下，运动时没有观察到明显的晃动现象。

松弛型脑瘫儿童动作操作训练的重点是：提升个案全身的肌张力以及全身自主活动的能力。提升全身抗重力肌肉群肌肉张力的两种较为常用的姿势：①在控制膝反张的情况下，通过站姿来增大个案的髋内收肌肌肉张力，以及全身抗重力肌肉群的伸展张力。②在三角垫或滚筒协助下的斜高跪，提升臀背部伸展肌肉群的肌力。在此姿势下辅以脑瘫儿童感兴趣的物品，还可以诱发抬头。提升全身自主活动可以通过翻身等练习，启动全身运动，提升活动体能，增加活动度。另外，在日常摆位时，应避免长期处于仰躺姿，造成肌肉的失用性紧缩，由于张力低下，身体无活动的能力，常处于静态摆位姿势，所以要在训练时或日常生活中尽量提供他们感兴趣的物品及玩具，用于诱发自主活动。

第六章

脑瘫儿童动作教育中的几个关键问题

脑瘫儿童动作教育不仅需要康复医学专业人员从学科专业的角度去研究和临床实作，同时也需要脑瘫儿童的家长了解本专业的一些重要的相关问题，选择适合自己孩子的康复方法与策略，在日常照顾与训练中避免某些不恰当做法对脑瘫儿童的生长发育及康复造成不利影响。

本章拟从脑瘫儿童的运动发育异常表现与影响因素、如何照顾患有癫痫疾病的脑瘫儿童、伴随智力障碍的脑瘫儿童的训练重点、无口语的徐动型脑瘫儿童如何与家长沟通、脑瘫儿童的运动康复与认知学习、如何对待漫长而艰辛的康复之路等几个方面进行论述。

第一节　脑瘫儿童的运动发育异常表现与影响因素

在医学诊断中，脑瘫主要指非进行性的脑部中枢神经受损所造成的综合征，其共同特点是感知觉—运动障碍，不能维持平衡及不能做出正确的动作。脑瘫儿童最主要的学习挑战就是运动发育异常及动作控制困难，一方面是运动发育比其他儿童缓慢、达到的水平低，另一方面表现为动作控制不协调、功能不完善。

一、脑瘫儿童的运动发育异常表现

脑部中枢神经损伤通常会表现出低级中枢神经所控制的反射发育异常与高级中枢神经发育延迟或很难成熟。异常释放的原始反射阻碍了功能性动作能力的发育及成熟，例如非对称性颈部僵直反射残存将影响个体翻身、独坐等功能性动作能力的发育及成熟，导致该个体可能终身无法独立坐、站立及行走，甚至发生骨科变形等严重后果。又例如紧张性迷路反射在婴儿 3~4 个月后仍不消失，在仰卧位时个体颈背部伸直肌肉张力过高，颈前及腹部等屈曲肌肉张力低，很容易出现角弓反张（见图 6-1）；在俯卧位头前屈时，全身屈曲肌肉张力增高，四肢呈现屈曲状，双上肢支撑等功能性能力很难发展（见图 6-2）。

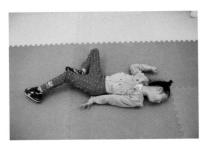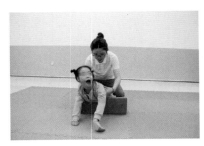

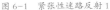

图 6-1　紧张性迷路反射 1　　　　　　　图 6-2　紧张性迷路反射 2

　　脑瘫儿童受脑部中枢神经损伤的影响导致运动发育缓慢，脑部损伤程度较轻的脑瘫儿童通过康复训练在学龄前通常能学会独立行走，更高阶的跑跳等功能性动作能力则需要更长的时间才能达成。现实情况是，大多数脑损伤属于中度及重度的脑瘫儿童也许需要花 5~10 年的时间才能学会独立坐、独立站、独立行走，有的甚至终身都学不会独立坐、独立站与独立行走。

二、脑瘫儿童的动作控制不协调、功能不完善

　　由于原始肌肉张力的发展是从远端到近端，功能性动作能力的发展是从近端到远端。原始肌肉张力的发展受原始反射发育的影响较大，原始反射发育异常直接影响到脑瘫儿童肌肉张力的发展，叶仓甫老师称之为全身异常肌肉张力。全身异常肌肉张力分布从难到易包括全弯、上弯下直、上直下弯，以及全直等几种类型。近端功能性能力的发展是在全身异常肌肉张力改善的基础上逐步得以实现的，功能性能力发展到下肢控制阶段的单脚原地连续跳 5 次代表个体粗大运动发育已经全部成熟，个体姿势及动作则十分协调。在此之前，因为全身异常肌肉张力多呈现在各重要关节处，从远端往近端看，分别是踝足关节、膝关节与髋关节，以及腕关节、肘关节与肩关节等处。高张脑瘫儿童多呈现屈曲挛缩等姿势，低张脑瘫儿童多呈现晃动或松软等状况，所以脑瘫儿童在环境中做出的每一个动作都会受到异常肌肉张力的牵连，表现出不协调、功能不完善等特征，例如，能独立行走，但下肢重心转移差、躯干及上肢左右摆动明显；手能独立握勺吃饭，但坐姿歪斜、

容易将饭撒落等。

三、脑瘫儿童的体重与身高对运动发育的影响

脑瘫儿童的运动发育会受到不断增加的体重与身高的挑战，原本具备的功能性动作能力由于日常摆位姿势不正确与动作控制过程中的代偿反应呈现倒退现象，例如行走个案的下肢会变得越来越僵硬，髋关节内收肌肉张力、膝关节屈曲肌肉张力、踝关节伸直肌肉张力，合并臀肌、股四头肌等伸直肌肉群张力增高。如果是偏瘫或重复偏瘫个案，骨盆会发生歪斜，躯干脊柱也会随之出现侧弯。

这一现象说明了脑瘫儿童动作教育的及时性与长久性，说明脑瘫儿童动作教育不仅要注重康复训练本身，也要强调日常摆位姿势的重要性。

第二节　如何照顾患有癫痫疾病的脑瘫儿童

脑瘫儿童的最主要表现是感知觉—运动障碍，同时也常患有癫痫等疾病。癫痫是一种大脑神经元细胞异常过度放电而引起的一次性、反复发作性、短暂性脑功能障碍的临床综合征。临床主要表现为发作性意识障碍，抽搐，感觉、运动、精神异常或植物神经功能障碍等。在日常生活中照料一名患有癫痫的脑瘫儿童需要家长或专业人员有相应的知识与技能。包括运动康复的注意事项、癫痫发作时应如何处理、癫痫药物服用剂量与注意事项（例如感冒发烧时该如何服药）、季节交替时或一日温差较大时的注意事项等。

一、服用癫痫药物为主的治疗与运动康复

首先，有一个观点需要进一步澄清。针对患有癫痫的脑瘫儿童是主张以治疗癫痫为主，还是针对具体情况在服用癫痫药物的同时进行康复训练？长期以来，治疗癫痫为主的观点影响着众多脑瘫儿童的康复，家长花费大量时间和金钱去治疗孩子的癫痫，期待癫痫可以被治愈；康复训练则被认为可能诱发癫痫，从而选择不做。大量实践证明，癫痫药物会抑制中枢神经兴奋性，降低个体的神经反应活动。反映在脑瘫儿童身上即表现为活动体能降低、心肺功能下降等，导致个体

全身整体构造肌肉张力偏低，难以发展出相应的功能性动作能力，也无法进行有效率的认知、语言学习。

脑瘫儿童除了在癫痫发作期和发作后一段时间内需要适当休息之外，其他时间都可以开展适度的康复训练，坚持单次训练剂量少、时间短，但一天之内训练频次较多的原则（称为"少量多次"原则）。此种观点的理论基础是外周的运动训练经验通过完善个体感觉通路、增加活动体能和改善心肺功能，达成由外到内、从下至上地改变大脑中枢神经系统结构与功能的作用，从而促进个体神经反射发育与成熟。大脑中枢神经系统的发育与成熟主要表现为神经反射的发育与成熟，神经反射的发育与活动经验的增加使全身构造肌肉张力得到发展，一方面会促进神经系统的成熟，一方面表现为婴幼儿粗大及精细动作的发展，以及在此基础上的认知、语言、思维、社会适应能力的共同发展。

目前，运动康复是脑瘫儿童最有效的康复手段之一，它的有效性来自对大脑中枢神经系统结构与功能的改善，在涉及有癫痫疾患的脑瘫儿童的运动康复时一定要注意几点：

（1）一日康复训练坚持"少量多次"的原则；

（2）动作训练课程不能耽误癫痫药物服用时间；

（3）动作训练课程尽量避开癫痫药物药力释放时间；

（4）癫痫发作后注意让脑瘫儿童休息，不能急于训练。

二、癫痫发作时应如何处理

癫痫作为一种慢性疾病，虽然短期内对脑瘫儿童影响不大，但是长期频繁的发作将对脑瘫儿童的动作发育、认知与语言发展产生严重影响。根据癫痫发作的临床表现及脑电图改变分为全身强直—阵挛性发作（大发作）、失神性发作（小发作）、单纯部分性发作、复杂部分性发作（精神运动性发作）、植物神经性发作（间脑性）与不能分类的发作等。虽然各种类型的癫痫在意识、肌肉阵挛等表现上均不相同，但是癫痫发作时首先不要过度惊慌，应从以下几个方面着手：

（1）癫痫发作时，迅速让脑瘫儿童仰卧，不要垫枕头，把缠有纱布的压舌板垫在上下牙齿间，以防脑瘫儿童咬伤自己的舌头。

（2）将脑瘫儿童的头偏向一侧或整个人侧躺，使口腔分泌物自行流出，防止口水误入气道，引起吸入性肺炎。同时，还要把脑瘫儿童下颌托起，防止因窝脖使舌头堵塞气管。

（3）解开脑瘫儿童身上约束的衣物，例如紧身的上衣等。并且移开周围易造成伤害的硬物，防止脑瘫儿童意外发生。

（4）请勿强行约束或捆绑脑瘫儿童抖动的肢体，以防骨折等。

（5）脑瘫儿童抽搐停止后，给他们更换被汗液、尿液浸湿的衣裤，并给其换个舒适的环境，让其安静入睡。有一些脑瘫儿童在朦胧状态中会出现自伤、伤人、毁物等狂躁性行为，家长应小心看护。

（6）密切观察脑瘫儿童病情，详细记录发作时的情况。大多数脑瘫儿童可在短时间内完全清醒，如其连续数次出现癫痫大发作或15分钟后仍未清醒，呼吸困难或身体受伤应立即送医院处理。

三、服用癫痫药物的注意事项

服用癫痫药物是治疗脑瘫儿童癫痫病的重要措施。应根据发作类型选药，遵循剂量个体化、简化服药次数等原则。

（1）家长或照顾者要注意给脑瘫儿童按时、按量服用药物，防止少服、漏服和多服，进行准确无误的治疗。

（2）家长或照顾者不可随便更换药物剂量，均应根据医生的指导进行增加、减少，以及更换药物的品种。

（3）根据脑瘫儿童的病情应坚持治疗。癫痫病完全控制后，才可考虑逐渐停止治疗，减少剂量过程也需1年以上，避免短期或突然停止治疗。

四、日常生活中癫痫的护理

脑瘫儿童的癫痫发作同气温、自身免疫力、情绪等有密切联系，因此针对多变的天气，脑瘫儿童的生活起居、饮食等特别需要家长或照顾者注意以下事项：

（1）脑瘫儿童应建立良好的生活制度，生活应有规律，保证充分的休息，避免过度劳累、睡眠不足及情绪紧张或情绪波动明显等。

（2）脑瘫儿童饮食应给予富于营养和容易消化的食物，多食清淡、含维生素高的蔬菜和水果，避免饮食过量、饮水过多等暴饮暴食行为。

（3）脑瘫儿童应尽量避开危险场所及危险品，避免到空气流通性差的封闭空间娱乐或玩耍。

（4）在气温及空气湿度变化剧烈的季节避免过早起床，应减少冷空气对呼吸系统及皮肤的刺激，注意保暖。

第三节　伴随智力障碍的脑瘫儿童的训练重点

脑瘫儿童中绝大多数存在智力损伤，障碍程度有轻有重。智力损伤较为严重的脑瘫儿童在康复训练中对老师及家长的指令反应迟钝或不能理解指令，容易出现哭闹等情绪。智力损伤较轻的脑瘫儿童同样容易出现哭闹、抗拒、逃避情绪，因为脑瘫儿童在维持静态姿势和实现部分运动功能时都比常人更费力、消耗体能巨大，所以，聪明的脑瘫儿童都不喜欢"很辛苦"的运动训练。如何能让听不懂指令和听得懂指令的脑瘫儿童快乐参与运动训练呢？

一、智力损伤较严重的脑瘫儿童的训练策略

脑瘫儿童的运动学习着重在反射与反应的运用，把握前庭觉对本体觉的诱导反应，从而改善躯体伸直本体觉及肌肉张力与屈曲本体觉及肌肉张力。实际操作过程中往往不需要脑瘫儿童听懂指令，也不需要他们对老师或家长作出有针对性的互动。老师或家长只需要掌握何种姿势摆位可以诱发脑瘫儿童所需要的神经反射或反应，从而改善其异常肌肉张力的分布。举例说明，一个3岁还不会四点爬姿倒退坐立起的伴随重度智力障碍的痉挛型脑瘫儿童，双下肢内收肌肉张力高、双膝及双足踝紧张性神经反射表现为下直。训练目标是全身紧张性神经反射为上直下弯、功能性动作能力是四点爬姿倒退坐立起。针对该脑瘫儿童全身紧张性神经反射的目标，骨盆及下肢应以屈曲静态及动态摆位为主，主要训练动作是波巴斯球上的青蛙吊（见图6-3）和青蛙跳（见图6-4）。利用波巴斯球对前庭觉的刺激从而诱发脑瘫儿童的保护性反应，即双上肢支撑与髋关节、膝关节萎缩等反应，脑瘫儿童在意识上不需要刻意服从与配合便可以顺利进行该项训练。脑瘫儿

童如果因为害怕或疲累出现一定的情绪反应或哭闹行为，家长可以在他们的正面与之互动，或以能唱能动的玩具进行诱导，一边诱导一边数数制约。一般情况下，数 1~10 中的几个数就应该让脑瘫儿童下来休息一会儿，然后重复以上操作。该训练方法每天操作的次数应根据脑瘫儿童的体能和情绪状态由少到多，每次的时间间隔则相对固定，或者由长变短，但是渐变要自然，不宜太明显。

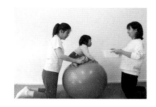 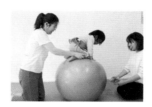

图 6-3　波巴斯球上的青蛙吊　　　　　　　图 6-4　波巴斯球上的青蛙跳

智力损伤严重的脑瘫儿童依据动作损伤严重程度的不同其具体训练策略十分多样，从总体上来讲，都应遵循刺激—反应的训练策略，利用非意识控制的紧张性神经反射来诱导本体觉及肌肉张力的改变。

二、智力损伤较轻的脑瘫儿童的训练策略

智力损伤较轻的脑瘫儿童与轻度智力障碍或发育迟缓儿童的认知水平相当，他们对日常生活中常用概念与指令都能理解、具备一定的情绪表达与语言沟通能力，在记忆和思维上略显刻板和逻辑推理缺乏流畅性和有效性，游戏活动对象与内容较为单一、操作或玩法不丰富。针对这类脑瘫儿童的训练不仅要遵循刺激—反应的训练策略，同时要利用他们的兴趣爱好转移注意力，目的是让脑瘫儿童在意识层面的活动主要是喜欢的音乐、故事，以及玩具或食物等，而动作学习与训练在意识中需要被弱化，成为活动的附属品。脑瘫儿童虽然知道是在上课训练，但他们以为是在看动画、听歌、玩游戏，动作操作不是主要内容，仅仅是为了帮助自己更好地看动画、玩玩具。举例说明，一个 9 岁能高跪 10 秒的轻度智力障碍的痉挛型脑瘫儿童，全身异常肌肉张力分布是下弯。训练目标是紧张性神经反射为上直下弯，功能性动作是独立跪走 3 步及以上（见图 6-5 ）。

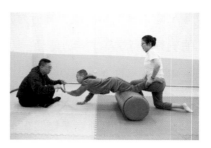

图 6-5　诱导下转移专注力的训练

训练动作在刺激—反应策略基础上需要加入该儿童喜欢的故事，例如在双上肢抓握梯背架大量协助下半跪姿摆位时，前面应该有他们喜欢的图画书，老师一边讲一边指给他们看。或者在跨坐滚筒进行协助下的坐站时，诱导他们站起来后用手拍铃鼓。目的在于将运动训练的注意力转移去听故事、拍铃鼓，达到放松紧张情绪的作用。

脑瘫儿童紧张情绪的导火索主要是身体欠缺的平衡机制，以及由平衡机制诱发的中线摆位姿势和中线控制的动态活动。如果在训练过程中加入儿童喜欢的丰富而有趣的视听觉活动、有意义的游戏及数数活动，如俯趴姿摆位时看动画、俯趴姿摆位时玩玩具、半跪姿摆位时唱歌或聊天、站立姿拍手或拍气球、推滚筒跪走数数、蹲跳做游戏等。这些令脑瘫儿童无法拒绝的环境中物与人等刺激物能极大地分散其针对姿势与动作控制的紧张情绪，降低紧张性神经反射，降低紧张性肌肉张力，让大脑更容易学习正确的姿势与动作控制。

第四节　无口语的徐动型脑瘫儿童如何与家长沟通

无口语的徐动型脑瘫儿童的主要特征是认知聪明，但不会讲话或有少量语音，如"e""a"等。这类脑瘫儿童与人互动沟通的动机十分强烈，帮助他们向家长或其他成人正确表达自己的需求与想法就显得十分重要。

一、运用辅助沟通系统来实现家长与无口语的徐动型脑瘫儿童之间的沟通

在辅助沟通系统的辅助下没有口语并不会影响个体之间的情感、思想、意图、需求、知识等的交流，可以运用手势、表情、动作等无辅助符号，也可以使用图片、

沟通簿、头杖、沟通板、沟通笔、专用系统等低科技、轻科技与高科技辅助沟通器材与设备进行有效沟通。无口语脑瘫儿童，包括最典型的无口语徐动型脑瘫儿童常常可以采用辅具与自己的照顾者及身边的人进行沟通。高科技辅助沟通设备的沟通效度常常要优于低科技、轻科技或无辅助的沟通方式，但是高科技辅助沟通设备的使用一定要进行学习，掌握其使用方法和手段，对脑瘫儿童的认知能力有较高要求。例如一位11岁徐动型脑瘫儿童，能盘坐、手部功能差、头颈控制较好，能用点头、摇头表达需求，能用面部表情表达情绪。在条件允许的情况下他可以用头杖学习拼音打字，以说出自己想说的话。

二、辅助沟通系统介入的条件与变通方法

辅助沟通系统介入服务需要由专业团队提供，通常包括这些成员：脑瘫儿童及家人、语言治疗师、作业治疗师、物理治疗师、社区助残员、听力师、学校老师、专业医师、护士等。在上述人员不能充分满足的情况下，语言治疗师与物理治疗师的合作至少可以摸清脑瘫儿童的粗大动作控制能力与认知水平，可以适当选择一种或几种简单、方便的沟通策略，如沟通簿、图片等，也能够达成脑瘫儿童与家人的交流。

第五节　脑瘫儿童的运动康复与认知语言学习

脑瘫儿童的运动康复与认知语言学习，或者康复训练与学校教育是困扰脑瘫儿童家长及社会工作者由来已久的问题。运动康复一定是脑瘫儿童最为重要的学习内容，但如果脑瘫儿童的年龄超过了6岁，甚至到了8岁，学校教育及认知语言学习是否也应该被重视？

一、动作发展与认知学习的衔接

在叶仓甫老师创立的神经发展平衡治疗系统中，人类0~6岁及以上的学习活动分成三个学习阶段，分别是上半身基础能力发展期、骨盆动作协同认知语言开始发展期、下肢高阶技巧性动作及认知语言稳定发展期。

学习期或学习阶段的划分以个体的生理特征与心理特征为依据，主张心理的发展必须以生理发展为基础，重视大脑低级中枢的发展对高级中枢的发展的奠基意义，以及促进、调节作用。

（一）上半身基础能力发展期

上半身基础能力发展期的脑瘫儿童的学习重点在于基本的生理功能的发育与成熟。如果个体生理功能，如感觉通路、神经反射、活动体能及肌肉张力等尚未平衡，内耳／前庭功能的不完善将无法使个体重复了解身体的各种反应及与环境的相互关系，对身体以外的环境信息难以达成有效的注意，包括看、听和动手操作。注意看与注意听及手眼协调能力的缺失将严重影响个体的学习记忆活动，对其情绪心理的发展也存在一定的不利影响。

上半身基础能力发展期的脑瘫儿童的功能性动作能力表现尚未发展到爬行或高跪，此时应以动作训练为主，发展的主要任务是促通感觉通路、神经反射逐步发育成熟、增加活动体能，以及平衡上半身与下半身重要肌肉群之肌肉张力。

（二）骨盆动作协同认知语言开始发展期

脑瘫儿童具备爬行的功能性动作能力，标志着学习阶段进入骨盆动作协同认知语言开始发展期。该学习阶段表明，脑瘫儿童的粗大动作发展为认知语言学习奠定了一定的生理与心理基础，在动作训练时适当搭配认知与语言活动开始成为脑瘫儿童学习的重点。例如，在静态姿势摆位时进行图卡（动物、植物、生活用品、日常交通工具、数字、拼音）、儿歌、故事等学习活动，搭配动态活动进行数数制约及游戏活动等。每天也可以适度从动作训练中抽离出来，做静态姿势摆位下的 10~20 分钟的认知语言训练。选择何种方式应以脑瘫儿童的粗大动作能力和情绪心理状态为准。

（三）下肢高阶技巧性动作及认知语言稳定发展期

当脑瘫儿童具备行走及半跪站立起的功能性动作能力，标志着个体认知语言学习进入发展稳定期。如果从学校教育与康复训练两者的时间分配上来分析，功能性动作能力达到下肢控制阶段的脑瘫儿童在正确摆位下进行的学校教育及认知语言学习时间将超过康复训练时间，同时避免进行具有大量副作用的活动即可。例如，上学时间学习功课，上学前及放学后进行 1~2 小时的动作训练。

二、运动康复与认知学习不能截然分开

脑瘫儿童的动作发展代表生理构造的成熟度，其与个体的年龄、体积的增长，甚至认知能力的增长很难实现平行发展。即随着脑瘫儿童年龄和体积的增长，其动作能力可能严重滞后，甚至出现倒退现象。部分脑瘫儿童认知反应正常，但是身体难以执行大脑的指令，动作输出困难。例如，握笔、翻书等活动存在明显限制。

专业人员必须重视神经发展平衡治疗系统提出的学习发展阶段论思想，站在脑瘫儿童生理构造的成熟度之基础上，理解生理构造对情绪心理、认知语言发展的重要作用。首先，在上半身学习阶段，通过促进感觉通路、肌肉张力、活动体能、原始反射等的平行发展，利用中枢学派的诱导技术、转移专注力技术、数数制约技术等促进认知语言的发展。其次，在骨盆控制阶段，通过粗大动作，如高跪、跪走、协助下的交替半跪等骨盆重心转移等基础动作的训练，以及维护远程肌肉张力的蹲姿、协助下蹲站等活动，利用中枢学派的数数制约技术、目标制约技术、任务制约技术等促进认知语言与动作的协同发展。最后，在下肢控制阶段，通过粗大动作，如交替半跪、协助下的蹲走、协助下的蹲跳、协助下的单脚跳等高阶技巧性动作，利用中枢学派的数数制约技术、任务制约技术，以及其他学习活动等促进认知语言能力的快速发展。

建议家长慎重选择适合脑瘫儿童生理构造成熟度或动作发展学习阶段的各项学习活动和教学方法，切勿拔高孩子的能力进行认知语言教学，甚至放弃运动康复等基础能力训练活动。如果是下肢控制阶段的脑瘫儿童，也需要每天执行有效的运动康复训练。

第六节　如何对待漫长而艰辛的康复之路

脑瘫儿童由于中枢神经系统受到损伤，康复训练是由外而内的改变和塑造神经功能的过程，也是大脑神经系统从无到有的学习过程，所需时间必然十分漫长。少则一年两年、多则一生都需要坚持康复训练。脑瘫儿童及其家庭成员的生活因为孩子的康复训练将发生重大变化。他们将面临资金、人力、物力，以及亲子与

夫妻分离等现实因素的挑战。

一、家长面临的现实问题

目前，在中国临床康复医学中的脑瘫儿童康复及教育还没有进入城市的细胞——社区，康复单位与资源相对集中在大中城市与教育康复技术较为发达的地区。脑瘫儿童所做的康复训练就如同喝水、吃饭、睡眠等生理需求，需要 24 小时关注他们的摆位及肌肉张力变化，需要不间断地透过静态姿势摆位与动态动作训练改善全身异常肌肉张力分布。在这种情况下，绝大多数脑瘫儿童家长都会选择不远千里、背井离乡寻找需要的康复资源，并想尽办法在此居住，便于每天带孩子去接受康复训练。这也就意味着该家庭必须有一个成员不能参加工作，另一位家庭成员则承担着赚取整个家庭各种花费的重任，包括最少三个人的生活费、脑瘫儿童的康复费、房租费等。以重庆市生活消费水平为例，粗略估算每个月收入应该在 2 万以上。该收入在中国一线城市趋近平均工资水平，但是在类似重庆这样的二线城市超出平均工资水平近 3 倍。这是一个非常巨大的困难，作为父母会不惜一切代价甚至举债为脑瘫儿童寻找康复的希望，然而脑瘫儿童的康复过程恰恰不是急功近利的速成品，需要漫长的时间来一点一滴地积累。如果脑瘫儿童及其家长在经济上不能得到国家财政的大力支持与协助，普通工薪阶层家庭在花光家里的几万或十几万积蓄或借资之后将无力继续进行康复训练，只得选择放弃。这种放弃是不得已而为之的无奈，也是中国大多数脑瘫儿童正在面临与即将面临的现实。

二、立足于家庭的康复理念

脑瘫儿童的康复训练必须立足于家庭，不能过分依赖康复医疗单位或机构的治疗师或教师，更不能盲目执行骨科肌肉松解、神经干预手术。脑瘫是由先天或后天原因所造成的大脑神经系统损伤的综合征，主要表现为感知觉—动作障碍，常见并发症有智力障碍、语言障碍、情绪障碍等。脑瘫儿童的康复训练需要多学科、多专业进行整合，更需要家长从人力、物力、财力等方面付出巨大努力。这是一项挑战耐力和智慧的生活与工作，因为难度极大，所以很容易遇到挫折，也很容易让人丧失信心和勇气。如何帮助家长完成这项艰巨的任务，建议从政策保障层面、个体心理疏导与建设层面、康复技术与家长教育方面等提供足够的支持，具体内容概括如下。

（1）国家对脑瘫儿童及其家庭的生活与康复训练进行最低保障性的资助。例如，提供给脑瘫儿童本人及主要照顾者如同低收入家庭获取的最低社会保障，减轻家长的生活压力，以便他们将更多精力投入脑瘫儿童的照顾与康复当中。同时为脑瘫儿童提供免费的教育康复训练，彻底解决脑瘫儿童动作教育的经济困扰。

（2）针对脑瘫儿童家长所承受的各种心理压力进行适度心理干预。脑瘫儿童家长承受了巨大的心理和体力上的压力。他们一方面要面对社会舆论的压力，一方面要承受孩子未来将面临生活不能自理、不会讲话的担忧和恐慌。随着脑瘫儿童年龄的增长，家长还面临着搬动与照顾孩子越来越重、越来越高的身体在体力上的巨大考验。这些具体而琐碎的事情都是脑瘫儿童家长心理压力的来源，导致他们在情绪心理上的亚健康状态，急需专业团队提供心理干预或心理治疗，帮助他们走出困境。

（3）脑瘫儿童的康复训练越早开始效果越好。针对脑瘫儿童开展的康复训练遵循特殊儿童早期干预的三早原则，即早发现、早干预、早治疗。脑瘫儿童所存在的感知觉—动作障碍不单纯表现为反射发育异常，或看得见摸得着的紧张性肌肉张力。更深层次的原因是脑瘫儿童大脑神经运动发育学习过程中呈现了错误模式。这种错误模式在早期婴儿运动发育时期主要是通过静态姿势摆位逐步形成的，例如高张痉挛个案下肢呈现异常伸展尖足反应，此时自然平躺姿（仰卧姿）与自然俯趴姿都可能继续加重全身异常表现。这种错误运动模式一旦形成，要通过康复训练改变异常姿势，帮助神经系统从低级向高级发育成熟将变得困难。如果能够在错误学习模式尚未完全建立时就开始正向的姿势摆位及运动训练，预后速度与效果都优于前者。

（4）把康复方法教给家长，让家长懂得24小时管理脑瘫儿童的姿势摆位与得当的运动训练。脑瘫儿童的运动康复是大脑神经系统由下往上、由外及内的学习过程，它受前庭觉系统、本体觉及触觉系统的影响。需要随时随地强调静态姿势摆位与动作学习，因此治疗师或教师必须将康复方法教给照顾脑瘫儿童的家长，方便他们在日常生活中给孩子摆位，在治疗师与教师授课后能接着给孩子开展训练，让脑瘫儿童在一日 24 小时中都能做到符合其学习需求的静态姿势摆位与有效的运动学习，从而避免治疗师与教师训练效果在课后迅速减退，甚至副作用增加的现象发生。

上述观点是脑瘫儿童家长必须了解与掌握的养育及康复观念，关乎着脑瘫儿童的健康与能力的提升，希望得到家长的重视。

第七章

脑瘫儿童的日常养护与训练重点

在脑瘫儿童动作教育训练中日常养护与运动训练实际上是不可分割的，是相互包含、相互影响的两个内容，尤其在脑瘫儿童生命早期，主要指婴儿期[1]，日常生活中的睡姿、携抱姿势就是重要的训练内容，年龄稍长的脑瘫儿童日常摆位及活动姿势仍是学习重点。同时本章强调脑瘫儿童的家长要积极参与孩子的康复训练，不仅要部分承担日常养护责任，更需要他们向动作教育康复老师学习具体的运动训练操作手法，每天坚持给孩子进行康复训练，并能定期预约评估，保证能为脑瘫儿童执行最恰当的运动训练计划。

本章拟从脑瘫婴儿的日常照料、脑瘫婴儿的运动训练、吃饭与穿衣等的照顾技术、动作教育康复老师在制订训练计划时要了解家长的执行能力、脑瘫儿童需要进行定期评估等几个方面进行论述。

第一节　脑瘫婴儿的日常照料

婴儿一般是指小于 1 周岁的儿童。他们在这个阶段生长发育得特别迅速，是人一生中生长发育最旺盛的阶段，在身长、体重、头围、脑重等方面表现得尤为突出：身长在出生时约为 50 厘米，1 岁时可达出生时的 1.5 倍；体重可以达到出生时的 3 倍，为 9 000~10 000 克；头围在出生时约为 34 厘米，1 岁时平均为 46 厘米；脑重在出生时约为 360 克，6 个月时大约为 700 克，1 岁时平均为 900 克左右。婴儿出生后一段时间内仍处于大脑的迅速发育期，脑神经细胞间的突触连

1　一、二节着重以"婴儿期"关照，故用"脑瘫婴儿"的说法。

接在迅速增加，因此需要充足均衡合理的营养素支持，对优质蛋白质及其他营养素的需求量特别大。

　　脑瘫儿童在生长发育旺盛的婴儿期对营养、摆位姿势、触觉学习等要求高于一般婴儿，尤其是父母亲对脑瘫儿童科学、合理的照料和感官知觉及运动训练对脑瘫儿童预后起着关键作用。

一、喂养

　　障碍程度属于中度、重度及以上的脑瘫儿童在婴儿期已经有明显的外显行为及姿势与动作的异常表现。在头几个月里，婴儿吃奶时容易出现吸吮困难、呛咳、奶液常溢出、吞咽困难等问题。父母亲需要用滴管来喂奶，从婴儿嘴角处倾斜着伸进去往嘴里滴，滴管位置要靠近里面一些，避免奶液流出来。滴喂的速度要适中，切忌太快，以免婴儿呛咳。

　　高张痉挛型与高张徐动型的脑瘫婴儿喂奶时采用的姿势对他们的影响很大。这两类脑瘫婴儿头颈部接触到成人手臂时常常呈现过度后仰及髋、膝与踝关节伸直肌肉张力兴奋的表现。在喂奶时需要适度摆位让髋关节屈曲，避免手臂直接接触其头颈部，从而帮助他们保持适度协助下的向后倾斜的坐姿进食奶液（见图7-1）。

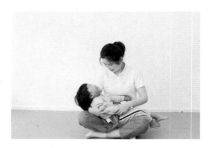

图 7-1　高张徐动儿喂奶姿势

二、携抱姿势与睡姿

　　初生婴儿每天绝大多数时间在睡觉，清醒时间较短。由于自律神经中的交感神经发育尚未成熟，容易惊醒，对环境的防御性表现较突出。高张痉挛型与高张徐动型脑瘫婴儿较之一般婴儿而言上述特征更为明显。不仅如此，由于原始反射发育异常，全身肌肉发育也呈现异常的动作发育模式。婴儿头几个月俯趴姿势下的全身屈曲模式在他们身上几乎见不到，骨盆及下肢伸直肌肉张力兴奋，双下肢过度伸直、向上抬起或双下肢过度伸直并呈剪刀脚。

父母亲在照顾此种情况的脑瘫婴儿时需要注意他们的睡姿与携抱姿势，睡姿以俯趴姿势为主，虽然下肢伸直肌肉张力似乎有些强势，但是俯趴姿势下的牵张反射很快可以带动前颈、躯干与骨盆的屈曲肌肉张力的发展，帮助婴儿发展出近端抬头、手肘支撑等功能性能力（见图7-2）。同时可以适当地进行侧躺姿势摆位。

障碍程度极其重度的高张徐动脑瘫婴儿睡觉时采用俯趴姿势与协助下的左右前侧躺姿势摆位同等重要，以帮助他们发展身体两侧的触觉、本体觉，以及改善ATNR带来的副作用（见图7-3）。

全身肌肉张力偏低的脑瘫婴儿更应该采用俯趴姿势摆位睡觉，促进头颈、上肢、臀背部及下肢伸直肌肉张力与身体前侧屈曲肌肉张力的发展（见图7-4）。

在日常生活中父母亲也要学习正确携抱脑瘫婴儿的姿势，通常情况下高张痉挛与高张徐动脑瘫婴儿需要屈曲并外展髋关节进行携抱，低张脑瘫婴儿建议将其头颈扶靠在父母亲的肩膀上，同时需要伸展髋关节，以及内收髋关节进行携抱（见图7-5）。

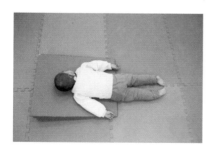

图7-2　高张儿俯趴姿睡觉

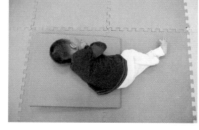

图7-3　高张徐动儿前侧躺姿睡觉

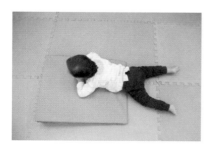

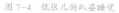

图7-4　低张儿俯趴姿睡觉

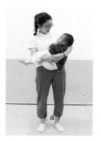
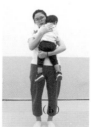

图7-5　高张儿（a）和低张儿（b）抱姿对比

第二节　脑瘫婴儿的运动训练

在日常生活中，父母亲需要 24 小时对脑瘫儿童的姿势及运动训练进行管理。因为他们的生长发育需要大量睡眠时间，所以姿势摆位对全身异常运动模式及肌肉张力的调整显得极为重要。同时，在脑瘫儿童清醒时运动训练对其康复也具有重要意义。

脑瘫婴儿的运动训练坚持少量多次、动作简单易操作等原则，主要训练辅助器材有波巴斯球、小滚筒等。父母亲的身体也可以作为训练辅具，不仅能随时随地取用，而且能有效减少脑瘫婴儿对外界环境的恐惧，减少逃避反应，有利于建立与父母亲的依恋关系，增强与人互动沟通的能力。

一、波巴斯球上的俯趴摆位训练

通过缓缓地向前、向后、向左、向右转动球体本身，提供给脑瘫婴儿有关身体位置的前庭与本体感觉，适度诱发保护性反应，带动双上肢手肘支撑或手支撑与抬头反应，增强头颈、背部及双上肢伸直肌肉张力。父母亲协助部位主要在骨盆及下肢衔接处，动作操作务必要轻缓，密切关注婴儿的情绪反应，切忌晃动过大，造成二次伤害。父母亲其中一方应以高跪姿到婴儿正面去，以呼唤他们的名字、唱儿歌、播放音乐、展示玩具等方式诱导脑瘫婴儿看、听，并做出抬头与手肘支撑等反应（见图 7-6）。

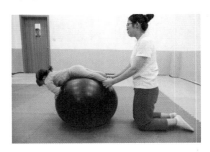

图 7-6　波巴斯球上的俯趴摆位训练

二、波巴斯球上的青蛙吊与青蛙跳

髋关节与膝关节紧张性伸直肌肉张力过高的脑瘫儿童需要促进骨盆及下肢屈曲的本体觉及肌肉张力。因此需要适度操作波巴斯球上的青蛙吊，在双上肢支撑或交替撑的基础上也可以操作波巴斯球上的青蛙跳。

该项训练是以波巴斯球上俯趴摆位为基础。父亲或母亲双手握住婴儿双膝，向髋关节处屈曲双下肢，同时向后转动波巴斯球诱发髋关节与膝关节的屈曲反应。操作时避免与婴儿的紧张性伸直反应硬碰硬，利用巧劲屈曲一侧膝关节，当婴儿适应这个摆位后再屈曲另一侧膝关节并向后转动波巴斯球。转动过程轻缓以避免婴儿重心偏移波巴斯球，诱发双上肢扶物、抓物反应。

波巴斯球上的青蛙跳则是在青蛙吊的基础上的发展。当脑瘫婴儿髋关节与膝关节屈曲本体觉及肌肉张力得到提升后，在双上肢适度支撑的情况下就可以操作青蛙跳。父亲或母亲双手抓握婴儿膝盖后侧并用力向下向前快速挤压波巴斯球，利用球体的反作用力将婴儿髋关节向上向后轻轻跳起。按节奏反复操作上述动作，以增强骨盆、下肢及上肢的保护性反应，提升双上肢支撑的能力和髋关节与膝关节屈曲肌肉张力。操作时注意作用于波巴斯球的力量要快、准、稳，节奏轻快，避免动作幅度过大影响双上肢的支撑。

如若脑瘫婴儿在上述动作训练中哭闹，请立即停止动作操作，父母亲应仔细观察判断婴儿是否累了、是否尿了、是否想妈妈抱了？请尊重婴儿的感受。把他们抱在怀里进行宽慰或更换尿布，或者让他们休息。切记：他们不是一张脑瘫的标签，是孩子，需要父母亲去爱护、去陪伴、去照料。

三、父母双方应共同参与养育与运动训练

在此特别强调父母双方应共同承担脑瘫儿童的日常照顾和康复责任，尽量避免仅是双亲中的一方参与。因为照顾脑瘫儿童的日常生活已经是一件很繁重的事务，加之要向康复老师或治疗师学习有关脑瘫儿童动作教育的基本知识，并将这些知识和技术运用到日常照顾中。这些事务加在一起哪里是一个人可以保质保量完成的呢？诚然有的父亲或母亲有超强的毅力与体力，但是脑瘫婴儿的运动康复及认知学习可能是人生的马拉松，负重前行的父亲或母亲总有累垮的一天，到那时，孩子又该何去何从？更为重要的是脑瘫婴儿的紧张性肌肉张力主要是情绪心理敏感、害怕所致。从儿童心理发展角度看，婴儿早期对环境中的物与人的探索与学习建立在个体心理安全感之上。父母双方共同参与养育及运动训练过程可以顺利发展婴儿的早期依恋与促进心理安全感的发展，帮助他们适应环境中的物与

人，减少不安全感，从而减低神经紧张性肌肉张力。脑瘫婴儿的早期运动模式异常一方面是缘于原始反射发育异常，一方面则是缘于对环境中的物理空间与身体姿势的关系的不确定感。这种不确定感还包括婴儿不能预测携抱自己的成人所能给予自己的摆位经验。

父母亲交替照料的方式能从触觉、本体觉及前庭觉等经验上教育脑瘫婴儿学习我们生存的世界有各种不同的感觉，包括身体姿势、力量、气味、图像、声音等。这些看似微妙的经验能有效降低婴儿的防御和心理不安全感，帮助他们更有效率地学习控制自己的身体。

另外，父母亲的共同参与从家庭支持角度分析也是最佳共情模式，有利于增进父母双方的感情。

第三节　吃饭、穿衣、睡觉、盥洗、如厕的照顾技术

对于脑瘫儿童的父母而言，照顾孩子的饮食起居的任务并不比运动训练简单，这些日常生活活动的照顾技术需要家长花时间来学习，一边学一边用，避免孩子受伤，更能有效帮助他们维持全身肌肉张力的正向发展。

一、吃饭

当脑瘫婴儿长大一些后，他们从喝奶逐渐过渡到吃饭，一日三餐不仅进食要规律，把饭吃进嘴里也需要父母亲掌握正确的喂饭技巧。手功能完全缺失的脑瘫儿童无论多大都需要家长喂饭。要选择勺面较浅、勺形扁圆、勺头略尖的软性勺子喂食（见图7-7），避免出现口腔咬合紧张反射时坚硬的勺子伤害脑瘫儿童的牙齿的情况。

手功能部分缺失的脑瘫儿童大多需要适配的进食器材，例如勺柄弯曲的勺子，适合身体摆位姿势的碗与水杯、桌子和椅子等（见图7-8），以实现独立进食。

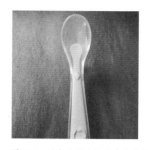 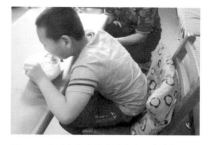

图 7-7　适合给脑瘫儿喂食的勺子　　　图 7-8　手功能部分缺失的脑瘫儿在进食

　　普通儿童的饭食大多遵循从稀到干、从细到粗的制作过程，而对部分吞咽困难的脑瘫儿童来说，饭食常常做得细细软软、不稀不稠，有时甚至要将菜与饭放在搅拌机中打碎之后才能喂食。在对口腔咬合反射明显的脑瘫儿童喂食时，一定要屈曲髋关节并将双上肢内收于身体前侧进行摆位，帮助他们放松颈前、腹部肌肉张力，帮助口腔面部肌肉更顺利进食和喉部吞咽（见图 7-9）。如果脑瘫儿童口腔闭合不好，喂食后需要父母亲用手对口部周围肌肉进行按压管控，帮助其闭合（见图 7-10）。如果闭合和吞咽困难影响到脑瘫儿童进食，请及时听取语言治疗师的进一步建议。

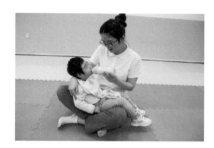 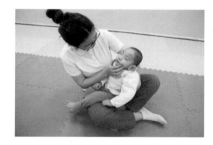

图 7-9　口腔咬合反射明显的脑瘫儿喂食摆位　　　图 7-10　对口腔闭合不好的脑瘫儿进行按压管控

二、穿衣

　　穿衣首先应该考虑的是衣服的材质和款式，其次是怎样穿的问题。脑瘫儿童的姿势和动作受到损伤大脑的制约，呈现难以维持平衡和不能随意控制的现象，自主活动意愿总是偏低或过高，受压身体部位的皮肤容易出汗，缺少通气的机会。因此材质上要求是吸汗透气性强、容易清洗的棉质衣物。避免购买化纤类产品，不宜穿丝质类衣物。

　　衣服的款式强调穿脱方便、颈部应外露等原则。在脑瘫儿童的婴儿期连体衣裤应成为日常着装的首选，尽量少给脑瘫儿童穿上衣和裤子分开的套装，上衣很容易朝胸部回缩令脑瘫儿童的肚子外露，松紧不合适的裤腰如果下滑也会令脑瘫儿童肚子外露，如果太紧会影响其胸廓的发育，并引起脑瘫儿童的不适。连体衣裤能有效避免上述问题，穿着保暖又舒适。

随着脑瘫儿童年龄的增长，穿衣不仅要舒适，还要便于参加运动训练，并且脱穿要方便。脑瘫儿童中的绝大多数个体四肢障碍情况是重复偏瘫或偏瘫，在脱穿衣服时双上肢缺少协调配合能力，应该避免穿着套头衫、套头毛衣，不然容易扭伤肩关节、肘关节及腕关节，甚至伤及骨骼。脑瘫儿童应选择开衫，穿衣时先从患侧或障碍程度较重的一侧上肢开始穿，再穿健侧或障碍程度较轻的一侧。脱衣时则是从健侧或障碍程度较轻的一侧上肢开始脱，再脱患侧或障碍程度较重的一侧。选择棉质宽松型上衣及裤子，裤的腰部要松紧适当、材质轻薄，避免勒腰与湿热。不要穿着牛仔面料的衣裤，虽然也是棉质材料，但柔软度欠佳、弹性差，运动训练时容易限制其动作表现。

衣裤上不要出现硬物做装饰，如纽扣、球体、链条等，有拉链的上衣注意拉链柄上不要有太多装饰，避免脑瘫儿童俯趴姿、仰躺姿、侧躺姿等摆位及运动训练时被硬物刺伤。脑瘫儿童在运动训练时常常会出汗，后颈及背部容易被汗水浸湿。选择的上衣如果是连帽衫则更容易令脑瘫儿童出汗，致其身体感到不舒服，甚至因衣服过湿而感冒。

脑瘫儿童只要不是为了锻炼双足的触觉经验，在日常摆位与运动训练时需要给脑瘫儿童穿或薄或厚的棉袜及具有保护足弓及踝关节作用的鞋子，避免因不随意运动或踝关节承重训练时使双足受到伤害。

三、盥洗

脑瘫婴儿的盥洗与普通婴儿几乎没有差异，都需要采用盆浴。在长条形的浴盆中需要放置一个软架网，避免洗澡时婴儿鼻子、嘴、耳朵等部位浸入水中，保护婴儿的安全（见图 7-11）。较大的脑瘫儿童应根据其粗大动作能力发展水平选择盥洗姿势和器具。例如，还不能独立坐姿摆位的脑瘫儿童就如同婴儿般需要采用仰躺或侧躺姿进行盥洗，父母亲需要购买与之体型相匹配的浴盆并在浴盆中放置软架网。如果无法购置到符合需要的器具，就需要人力协助其仰躺或侧躺姿盥洗。身高体重尚可被人携抱的脑瘫儿童，可以由父母亲抱起搁放在自己腿上、身上进行盥洗。

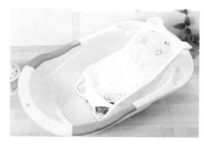

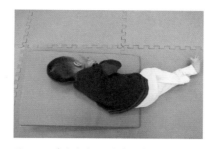

图 7-11　婴儿盥洗器具　　　　　　图 7-12　高张徐动儿侧躺姿睡觉

四、睡觉

吃饭、睡觉与如厕是人类及其他动物的生理需求，也是人类健康的保证。高张痉挛型与高张徐动型脑瘫儿童睡眠易出现入睡慢、易惊醒、再入睡困难等现象，低张与协调不良型脑瘫儿童入睡及睡眠质量较前两者脑瘫儿童好。父母亲在照料脑瘫儿童睡觉时需要注意以下几点：

（1）睡觉的房间温度要适宜，注意通风。

（2）高张徐动型脑瘫儿童怕热易出汗，根据季节更换厚薄适中的被子。

（3）绝大多数脑瘫儿童睡觉时需采用俯趴姿，高张徐动型脑瘫儿童如俯趴姿摆位不能成功则需要采用侧躺姿，左侧与右侧交替侧躺，但是朝向能力更弱的一方持续的时间更长（见图7-12）。

（4）尽量避免成人抱着睡觉，易醒，成人照顾辛苦。

（5）入睡时间与起床时间要相对固定，睡眠要形成规律。

（6）伴有癫痫疾病的脑瘫儿童在季节交替时节可适当晚起，避免温差变化强烈诱发癫痫。

五、如厕

脑瘫儿童中枢神经系统受损一方面影响其动作的发展，另一方面也可能影响排大小便，部分重度与极重度脑瘫儿童可能终身都需要穿尿布，无法有规律地排大小便。对于此种情况，要注意保持局部清洁，经常用温水擦洗会阴部、肛门周围及大腿内侧皮肤，可适当撒布爽身粉，保持局部干燥。要保持衣服干燥，及时更换污染的尿布及衣物，避免排泄物刺激引起的合并症。

对于轻度及中度脑瘫儿童，应在 2 岁左右开始训练定时如厕，养成良好的排尿与排便习惯。要保证每天摄取足够多的水分，维持一定的排尿量，避免给脑瘫儿童喝汽水、茶等饮料。亦多吃水果、蔬菜及高纤维食物，有助于其肠道蠕动及排便。

脑瘫儿童的动作发育异常是影响其正常如厕的另一个重要原因。那些不能维持独立坐姿的脑瘫儿童需要成人协助坐在马桶上解便，双上肢具备一定抓握能力时需要在马桶旁安置扶手，便于脑瘫儿童从身体两侧或身体前侧抓住扶手坐在马桶上解便。那些尚无法维持坐姿的大龄脑瘫儿童则需要躺在床上解便，针对此种情况需要改造床面，在臀部接触床面的地方设置一个大小能将肛门和会阴处外露的活动板，解便时取下活动板，在床下方安放一个塑料袋收纳大小便，男性小便可使用便壶。

六、建立良好的生活规律

普通儿童的生长发育离不开充足的营养与合理的睡眠，以及适当的运动。与普通儿童相比，脑瘫儿童对健康饮食的需求更大。例如，徐动型和协调不良型儿童异常肌肉张力的特征表现为忽高忽低，不随意动作多，身体常常处于轻微晃动状态，易出汗，体能消耗巨大，需要提供蛋白质含量高、易吸收的高热量食物，例如瘦肉、鸡蛋、牛奶、苹果等。父母亲一定要注意一日三餐进食规律的建立，主要是进食时间要相对固定，同时做到早餐营养丰富，中餐肉类和蔬菜种类多，晚餐易吸收。在三餐之间适当添加辅食，例如营养丰富的坚果、坚果类食品、水果等，保证脑瘫儿童有充沛的体能进行运动训练。

父母亲在规律进食的基础上逐步训练脑瘫儿童的睡眠。在白天，2 岁以前午睡时间较长或上午下午均可小睡一会儿。2~3 岁午睡时间缩短为 1.5~2 小时。4~6 岁午睡时间缩短为 1.5 小时左右。6 岁以后午睡时间可以减少到 1 小时左右。在夜晚，1~2 岁的婴儿应该每晚睡 10~11 小时。3~4 岁时睡眠时间同前一阶段变化不大。5 岁以后睡眠时间大致为 9~10 小时。睡眠是脑瘫儿童重要的生理需求，能有效恢复体能和促进身体发育。尤其是针对并发癫痫的脑瘫儿童，规律的饮食和睡眠，搭配少量多次的运动训练有助于其生理机能的恢复。

第四节 了解家长的执行能力

在脑瘫儿童的动作教育康复训练中，家长会面临各种各样的困难，包括经济、人力、身体与情感等方面的困难。要保证脑瘫儿童的训练顺利进行下去，不仅需要对脑瘫儿童的动作发展能力进行评估，同时还要对家长的执行能力进行评估。只有紧密考虑到家长的执行能力的运动训练计划才是一份有效的训练计划，才有机会在日常生活中得到落实。

家长的执行能力包括父母亲能否成为脑瘫儿童的主要训练者、主要训练者或照顾者的年龄、居住空间大小与环境、掌握脑瘫儿童每天的动作训练时长等。

一、父母亲能否成为脑瘫儿童的主要训练者

脑瘫儿童的动作教育康复训练需要智慧，也需要体力的付出。这是动作教育老师常挂在嘴边的一句话。也有人称，脑瘫儿童物理动作教育康复老师的职业寿命较之语言治疗师、作业治疗师等更短，能够跪在垫子上做动作教育康复训练的最长年龄在 50 岁上下。虽然这些说法过于主观和笼统，但是也反映出脑瘫儿童的动作教育康复对于一个人的体力和智慧的挑战。

（一）在体力方面的挑战

由于姿势与动作发育障碍，脑瘫儿童的日常起居中的转位需要家长用双手搂抱或背动，训练过程中的转位也需要家长动手抱或大量协助，动作教育康复训练的实际操作过程更需要家长动手协助。由此看来，脑瘫儿童的动作教育康复同时也是对操作人员或照顾者体力的考验。相对来说，男性较之女性在体力上有一定优势。

（二）在智慧方面的挑战

脑瘫儿童的动作教育康复训练不仅要理解动作教育康复老师所制订的训练计划的训练重点，还能随时判断孩子的训练反应，对训练手法进行微调，以避免不恰当的操作所造成的副作用。达成上述动作教育康复训练的理论与实作能力需要家长具备较好的认知反应能力、较强的理解能力，以及灵活运用的实作能力。另一方面，脑瘫儿童动作教育康复训练是一门与儿童打交道的学问，需要了解儿童身心发展特点，在动作教育康复训练中能创造出孩子喜欢的学习模式，能选择适

合孩子兴趣与能力的物品及内容来转移专注力，降低情绪心理的紧张水平，提高脑瘫儿童动作学习的效率。

从这几方面可以看出，承担脑瘫儿童动作教育训练责任的家长应尽量选择智慧与体力较佳者，如父亲或母亲，从年龄上看应是较年轻者更好。

（三）脑瘫儿童的主要照顾者是老人或保姆

父母亲要忙于赚钱维持生计而不能参与脑瘫儿童的动作教育康复训练，将照顾脑瘫儿童的责任转嫁给自己的长辈。有的父母亲虽然不用为生计犯愁，但不愿承担脑瘫儿童日常照顾与训练的责任，他们也会将责任转嫁给自己的长辈，有的甚至会雇用保姆来替代自己。这些做法中有些是无奈，但更多的是逃避。虽然这些逃避的确能换来一时半刻的轻松，但是会影响脑瘫儿童一生的发展，代价也极其高昂。

二、主要训练者或照顾者的年龄

脑瘫儿童的动作教育康复训练是体力活，对操作者的年龄及体力有极强的针对性要求。与体积娇小的女士相比，年轻力壮的男士在体力上占有绝对的优势，训练动作设计的招式不惧怕使用力气。女性教育康复老师或女性家长（母亲）常设计或选取更轻松的动作教育训练招式。如果操作者是年老者，这方面的考虑相对较多。例如，需要协助者跪姿摆位的动作、长时间固定一个姿势的摆位动作、集中身体某一个部位协助的动作等，尽量避免为年老的操作者所带的脑瘫儿童制订这样的训练计划，而是挑选那些儿童自主性强的活动进行设计，例如翻身、仰卧缩腿、扶地蹲走等，避免年老者因帮助脑瘫儿童操作康复训练动作而使自己受到伤害。

三、居住空间大小与环境

脑瘫儿童的动作教育康复训练需要用到一些训练器材，这些器材的体积较大、占地面积较多，一般家庭居住环境容纳起来有困难。

（一）根据居家面积大小选择训练动作

动作教育老师在制订动作教育康复训练计划时，需要向家长了解居住面积、家里是否有类似某种训练器材的物品，或帮助家长选取生活中能替代训练器材功能的常有物品。例如跪走、半跪走、推梯背架跪走等长距离活动的动作在居住面积狭小的居住环境中就不能实施，小面积的居住环境应多设计原地可操作的动作，如扶物原地蹲走、扶物原地蹲跳、站立踩梯背架、半跪站立起、交替半跪等。如果房间面积实在太小，还能设计床面上操作的动作，如仰卧缩腿、仰卧起坐、倒退坐立起等。

（二）根据家居环境制订训练计划

器材的选用要根据家庭条件综合考虑，例如可以用沙发后背替代梯背架做俯趴挂的动作、沙发扶手替代楔形垫扶物高跪等动作、小板凳替代小梯背架进行推物跪走或推拉等动作。这样做既节约了成本，也节约了空间。

在原则上，训练计划的制订主要依评估后呈现的主要问题来决定。但是，如果脑瘫儿童的居住环境或生活条件不能满足所有的训练条件，就需要动作教育康复老师根据实际居住环境来选择训练内容。

四、灵活掌握脑瘫儿童一天的训练时长

现场评估时一定要询问家长每天能有多长时间可以给脑瘫儿童做训练，了解是在哪些时段进行训练。这些信息直接影响到训练的有效剂量。原则上讲，训练时间长比短好，但是如果这是一位癫痫严重的脑瘫儿童，动作教育康复训练则应该适合他的体能，不是越多越好，应该遵循少量多次的原则。如果脑瘫儿童对动作教育康复训练的意愿不强烈，训练也应该少量多次，并且要运用恰当的增强物来转移学习专注力，把增强物带动下的活动变成脑瘫儿童重点关注对象，运动训练反而成为不重要的活动背景。

如果脑瘫儿童是就读幼儿园、小学、中学的学生，需要嘱咐家长在每天早晨上学前及下午放学后各抽出半小时至 1 小时的时间为孩子进行训练，以巩固其粗大动作发展能力及学习能力。

这里强调的是动态活动训练，然而脑瘫儿童的动作教育康复训练不仅仅是动态活动，长时间低剂量的静态摆位活动也是重要的训练内容，都应该被家长重视。静态摆位活动指除动态活动训练之外的所有活动，包括吃饭、睡觉、如厕、坐、站等所有的姿势摆位内容。学习区处于上半身发展阶段的脑瘫儿童每天最有效的康复训练内容就是静态姿势摆位活动。因此，脑瘫儿童动作教育康复训练强调一日 24 小时的动态与静态活动管理。

第五节　脑瘫儿童需要进行定期评估

脑瘫儿童的动作教育康复训练需要定期评估，因为脑瘫儿童每时每刻都在接受重力对他们的身体所产生的作用。所以，一日 24 小时都需要对姿势及动作进行管理。这样的管理很容易在执行中出现偏差和错误，并且脑瘫儿童大多处于生长发育高峰期，体重与身高不断影响着全身异常肌肉张力的变化与发展，而定期评估可以有效监测其各项指标的变化。

一、脑瘫儿童的日常摆位与训练需要定期监测

脑瘫儿童的动作教育康复训练是长时间低剂量的中枢神经系统的学习活动，虽然每日训练剂量微小，但日积月累的改变也很显著。如果日常生活中摆位与训练同脑瘫儿童异常肌肉张力的发展需求不相符，容易导致肌肉出现挛缩或紧缩现象，甚至导致骨科变形，影响功能性能力的发展。

定期评估指的是脑瘫儿童按照一定的时间间隔，例如 1~3 个月的时间间隔开展评估，评估的目的是让动作教育康复老师明确脑瘫儿童现阶段动作发展的主要问题，制订符合其现阶段能力的动作教育康复训练计划，强调训练要点，例如尊重自主学习意愿，少量多次，循序渐进及简单至复杂的学习要求，营造轻松的学习氛围，以动作示范取代口头指令要求等。

二、动作教育康复训练达成短期目标后应尽快调整训练计划

每一次评估所拟订的运动训练计划仅仅针对当下脑瘫儿童所存在的问题。随着该运动训练计划的执行，脑瘫儿童全身异常肌肉张力在逐渐发生变化，当短期目标达成时，此套运动训练计划要立即进行调整。如果父母亲没有及时请动作教育康复老师为脑瘫儿童进行评估并更换训练计划，那么这套已经不恰当的运动训练计划有可能导致脑瘫儿童全身异常肌肉张力的平衡发展出现偏差，功能性能力进步速度变慢或出现新的代偿现象。鉴于此，要求脑瘫儿童应定期进行评估，及

时修正日常运动训练中出现的不良情况并保持最佳训练计划。

三、家长在训练过程中需要治疗师及其他人的心理支持

　　家长和动作教育康复老师的关系不局限于为脑瘫儿童评估动作发展能力及相关学习能力等，还是家长与脑瘫儿童动作教育之路上的协助者、执行者与倾听者。在某种程度上，在一定时期内可能成为家长与脑瘫儿童的依靠。在强调家长参与脑瘫儿童动作教育康复训练的学习模式中，家长对动作教育康复老师的信任是动作教育康复训练的基础。同时，家长对其他脑瘫儿童家长的信任也是他们坚持康复训练之路的基础。

　　脑瘫儿童的定期评估一方面能给脑瘫儿童提供最接近现有能力的动作训练计划，另一方面也给家长提供了一次倾吐困惑与迷茫、直面困难、给予希望的机会。有鉴于此，家长如果能够定期带脑瘫儿童回到康复训练室或医疗单位进行评估，将有助于家长从动作教育康复老师处或其他脑瘫儿童家长处重获信心，在掌握新一轮训练策略的基础上与脑瘫儿童为共同的目标继续努力。

第八章

脑瘫儿童的日常生活与学习中的中线活动摆位技术

脑瘫儿童的日常静态中线活动摆位训练在 24 小时的管理中较之动态中线活动摆位训练而言时间分配更多。例如，我们对一个成年人每天的生活进行分析，工作时间大致 8 小时，睡眠时间也有 8 小时左右，坐着看书、吃饭、看电视、乘车的时间有 5~6 小时，还有约 2 小时在如厕、行走、运动等。在 8 小时工作时间中，绝大多数成人约有一半的时间采用的可能是站或坐的姿势。由此可见，人在一天中绝大多数时间是相对静态的中线活动姿势，少部分时间从事动态的中线活动。而肌肉张力每时每刻都因重力的作用而发生改变的脑瘫儿童，他们在一天 24 小时中静态中线活动摆位姿势显得比动态中线活动摆位更为重要。本章主要讨论静态中线活动摆位姿势。

第一节　日常生活与学习中的静态中线活动摆位姿势

日常生活与学习的中线活动摆位是脑瘫儿童运动康复的重点内容，是神经发展治疗系统的核心思想之一。波巴斯夫妇提出了神经反射的抑制与促进技术，发展出中枢神经系统损伤个案的静态与动态反射抑制模式，从广义上讲就是中线活动摆位技术。本节讨论静态中线活动摆位姿势。

一、人体是中庸平衡之躯

人体的功能性动作能力遵循从近端到远端、从中间到两端的发展顺序，表现为从仰躺、俯趴到爬行，至行走、跑跳等，这些能力建立在一个中庸平衡的人体构造之上。

　　人体运动系统包含神经、肌肉和骨骼所形成的关节。按左右将人体分成两部分，发现人体的左右两部分在数量、形状、功能上具有几乎相同的神经、肌肉，以及骨骼所形成的关节。这一发现说明人体左右侧为对称性平衡。把人体从正面与背面进行观察发现人体的肌肉呈现相对应的平衡，即对抗重力的伸直抗重力肌肉群绝大多数都在人体的背面，而对抗重力引力的屈曲肌肉群绝大多数都在人体的正面。它们虽然在形态、数量上存在明显差异，却共同协调控制关节的活动，帮助人体完成各种姿势与运动。它们的关系不是一一对应的，而是讲究中庸之道，称为相对应平衡。

　　这种相对应平衡的发展遭到破坏，或没有形成，例如，脑瘫儿童因中枢神经系统损伤，运动系统的上位中枢脑失去或部分失去对肌肉张力发展的有效控制与调节，就会造成人体前后及左右侧肌肉张力发展失衡，失去了人体中庸平衡的基本构造。

　　动作教育康复老师及家长可以通过各种符合脑瘫儿童感觉与肌肉张力发展需要的静态与动态中线活动摆位姿势，利用那些没有遭受损害的神经反射，能够重新启动原始肌肉张力从远端往近端发展，促进功能性动作能力的进步。

二、脑瘫儿童的中线活动摆位需求

　　脑瘫儿童的功能性动作能力有五个发展阶段，从近端到远端分别是头颈控制阶段、躯干控制阶段、躯干与上肢控制阶段、骨盆控制阶段，以及下肢控制阶段。从人体的外在特征上也可以粗略地分为上半身与下半身两个学习发展阶段。

　　上半身学习发展阶段主要包含头颈、躯干，以及躯干与上肢控制阶段，脑瘫儿童的功能性动作能力从仰卧肢体活动 3 下发展到四点爬姿倒退坐立起 1 次。普通儿童粗大动作发育年龄从 0 岁到 7 个月，具体表现为从仰躺时四肢可以活动发展到能从俯趴或仰卧姿变成四点爬姿。

　　功能性动作能力处于上半身学习发展阶段的脑瘫儿童所从事的中线活动静态多于动态，全身肌肉张力发展需要的中线活动摆位姿势主要是双侧侧躺姿（见图 8-1）、俯趴姿（见图 8-2）、站立姿（见图 8-3）与倒坐姿（见图 8-4），避免仰躺姿（见图 8-5）与减少长坐姿（见图 8-6）或盘坐姿（见图 8-7）。

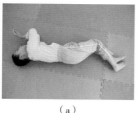
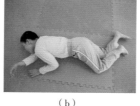

（a）　　　　　　　　　　　（b）

图 8-1　双侧侧躺姿

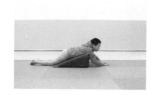

图 8-2　俯趴姿

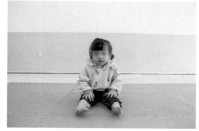

图 8-3　站立姿

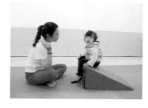

图 8-4　倒坐姿

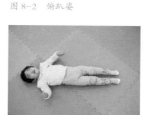

图 8-5　仰躺姿

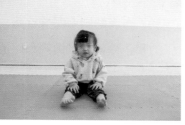

图 8-6　长坐姿

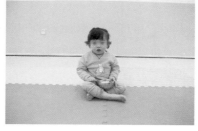

图 8-7　盘坐姿

　　下半身学习发展阶段主要包含骨盆及下肢两个控制阶段，脑瘫儿童的功能性动作能力从四点爬姿 2 秒发展到单脚跳 5 下。普通儿童粗大动作能力从爬行发展到能独立跳绳，动作发育年龄从 8 个月到 6 岁。

　　功能性动作能力处于下半身学习发展阶段的脑瘫儿童所从事的中线活动大多以动态为主、静态为辅，全身肌肉张力发展需要的中线活动摆位姿势较多，有站立姿、跪立姿、蹲姿、俯趴姿与坐立姿。

三、脑瘫儿童日常生活与学习的主要中线活动摆位姿势

　　脑瘫儿童日常生活与学习的主要中线活动摆位姿势包含静态与动态两大类。静态中线活动摆位强调中线发生改变后其姿势就相对固定，利用非中线姿势诱发的神经反射来改变关节处相互拮抗之肌肉的肌肉张力。

　　（一）双侧侧躺姿

　　身体保持正侧躺时，神经最没有反应，一旦受刺激影响，肌肉张力会往伸直

抗重力大肌肉群跑,例如,翻身时,总是先发展从侧躺到仰躺,而后才是从侧躺到俯卧。

摆位方法如下:

(1)正侧躺:背部倚靠墙面或沙发靠背侧躺(见图8-8)或倚靠在弹玻泡棉侧卧板上侧躺(见图8-9)。目的在于维持身体前后侧肌肉张力。

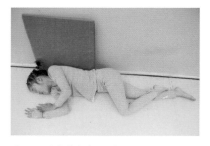 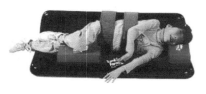

图 8-8　背部倚靠墙面侧躺　　　　　　图 8-9　倚靠在弹玻泡棉侧卧板上侧躺

(2)向前侧躺:侧躺俯趴向前又称向前侧躺,可在两腿中间夹枕头,胸前放枕头(见图8-10)。目的在于抑制全身过强的紧张性伸直肌肉张力,诱发全身屈曲肌肉张力。

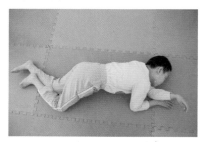 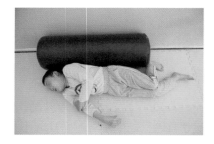

图 8-10　向前侧躺姿　　　　　　　　图 8-11　向后侧躺姿

(3)向后侧躺:倚靠在物品上向后侧躺(见图8-11)。目的在于促进全身紧张性伸直肌肉张力。

(二)俯趴姿

俯趴姿主要指头高脚低的摆位姿势,从头颈部与地面的高度分为高位俯趴与低位俯趴,头颈部距离地面越高时头颈伸直反应越容易。最高的距离就是站立姿,能力极弱的头颈控制阶段的脑瘫儿童的中线活动摆位姿势常采用站立姿。

摆位方法:头部高于臀部及足踝的俯趴姿势,在腋及胸部下方放置楔形垫或滚筒(见图8-12)。目的在于利用伸直反射及牵张反射诱发头颈、背部等处的伸直肌肉张力,以及前颈与腹部屈曲肌肉张力。

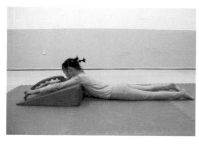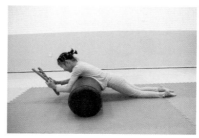

图8-12　腋及胸部下方放置楔形垫的俯趴姿和放置滚筒的俯趴姿摆位

俯趴姿在脑瘫儿童日常生活摆位中运用得十分广泛，异常肌肉张力分布为上弯、下弯、全直直三时都可以采用这种摆位方式。俯趴姿摆位时可以进行听音乐、看电视、玩玩具、看书等活动。

（三）站立姿

站立姿摆位分为前倾式、后倾式及直立式站立姿摆位，前倾式站立姿摆位主要利用全身的伸直反应提升抗重力肌肉群的肌肉张力，包括下肢小腿尖足肌群、大腿股四头肌、臀背及头颈伸直肌群等，常用于能力极弱的脑瘫儿童，需要大量促进全身伸直肌肉张力的情况。例如异常肌肉张力分布为上弯、下弯的脑瘫儿童。

后倾式站立姿摆位既可以促进下肢及骨盆处抗重力肌肉群伸直张力，又能促进躯干、头颈部屈曲肌肉张力的发展，常用于异常肌肉张力分布为下弯与全直直三的脑瘫儿童。

直立式站立摆位常用于需要促进下肢足踝关节、膝关节及髋关节本体觉及抗重力伸直肌肉张力的脑瘫儿童。

站立摆位需要用到站立架，选取站立架时必须依据脑瘫儿童的身高、体重等条件进行判断，同时需要尊重脑瘫儿童个体的选择，如果他们有哭闹情绪或明确表示不喜欢站立架，家长或治疗师一定要选取其他摆位姿势，例如俯趴姿。

摆位方法如下：

（1）前倾式站立摆位时，脑瘫儿童全身倚靠在站立架上，并在足踝关节、膝关节、髋关节，以及胸部等处系好固定带，防止滑落。脑瘫儿童重心前倾（见图8-13）。

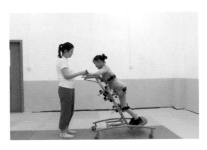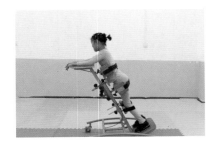

图 8-13 前倾式站立摆位

（2）后倾式站立摆位时，脑瘫儿童从足踝关节处逐步向髋关节及胸腹部进行固定，能力越好固定点越靠近肢体末端，能力越差固定点越靠近肢体近端。脑瘫儿童可以在诱导下做出仰卧起坐，双脚分开与肩同宽，可以用垫子慢慢分开（见图 8-14）。

（3）直立式站立摆位时，主要固定足踝关节、膝关节与髋关节等处（见图 8-15）。

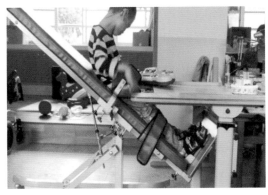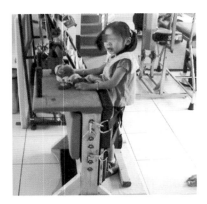

图 8-14 后倾式站立摆位

图 8-15 直立式站立摆位

（四）跪立姿及半跪姿

跪立姿主要有倚物跪立及倚物半跪姿摆位两种情况。在倚物跪立摆位中又分为倚物直立跪立姿与倚物向前斜跪。倚物跪立姿摆位主要针对臀背部抗重力伸直肌肉张力不足的脑瘫儿童。倚物向前斜跪主要针对臀背部抗重力伸直肌肉张力更不足的脑瘫儿童。倚物半跪姿摆位主要针对单边臀肌力量不足的脑瘫儿童。

摆位方法如下：

（1）倚物跪立姿摆位时，髋关节尽量不动，地垫材质要舒适（见图 8-16）。

注：图 8-14、图 8-15 来自叶仓甫讲义。

（2）倚物向前斜跪时，主要固定髋关节，膝关节保持90度，地垫材质要舒适（见图8-17）。

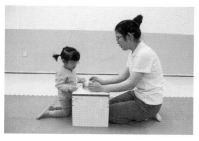

图 8-16　倚物跪立姿摆位

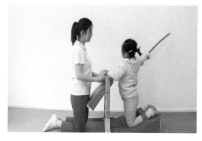

图 8-17　倚物向前斜跪姿摆位

（3）倚物半跪姿摆位时，需要尽量将身体维持于中线控制（要交替摆），如果内收有挛缩的肌张力，可以将抬起的腿向前摆一些，张力会朝该方向发展。地垫材质要舒适（见图8-18）。

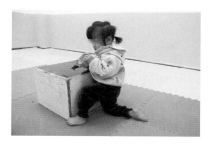

图 8-18　倚物半跪姿摆位

注意同一个摆位姿势不能过久，半跪姿与高跪姿及俯趴姿等摆位姿势要适度交替使用，避免同一块肌肉过度疲劳。

（五）坐立姿

坐立姿摆位时要避免长坐姿、盘坐姿等容易让颈背抗重力伸直肌肉疲劳的摆位方式，而应选择向后倾斜的坐立摆位方式。后倾式坐姿摆位主要练习腹部及前颈部弯曲肌肉张力。椅面向后倾斜20度最为常用。如果有左右歪斜，应把角度拉大，前庭觉平衡控制会更稳定。

摆位方法如下：

选取椅面是向后倾斜10度、20度的摆位椅或楔形垫，需要长时间摆位常多选摆位椅（见图8-19），康复训练时常采用楔形垫（见图8-20）。

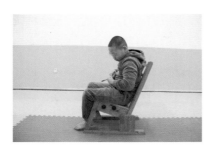

图 8-19　坐摆位椅摆位

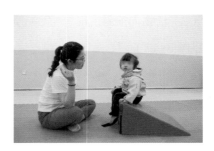

图 8-20　倒坐楔形垫摆位

（六）蹲姿

脑瘫儿童若存在小腿挛缩肌张力高或紧缩的情况，可以采用蹲姿进行牵拉摆位。

摆位方法：蹲姿摆位时常常需要双手扶持物品或地面，要求足踝关节与地面持平（见图 8-21）。

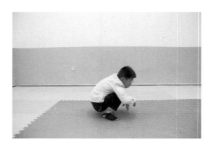

图 8-21　蹲姿摆位

蹲姿摆位大多适用于日常生活中，如洗澡、如厕、洗衣服等活动。

第二节　日常生活与学习中的摆位辅具

脑瘫儿童的日常生活与学习摆位姿势包含俯卧姿摆位、仰卧姿摆位、侧卧姿摆位、坐姿摆位、高跪姿摆位、站姿摆位、蹲姿摆位等。这些摆位姿势需要各种辅具进行支持。

在辅具开发市场能直接购买到的摆位辅具大约有以下几类：卧姿摆位辅具（俯卧、仰卧、侧卧辅具）、坐姿摆位辅具（坐姿的支撑系统、摆位配件、椅座角度）、站姿摆位辅具（俯卧式、仰卧式、直立式站立架）。由于脑瘫儿童个别差异大，市场上购买的摆位辅具有时并不能完全符合需要，需要动作教育康复老师与辅具制造商协作定制符合脑瘫儿童个别化摆位需求的辅具。

一、卧姿摆位辅具

卧姿摆位辅具常用于脑瘫儿童睡姿摆位，或功能性动作能力处于头颈、躯干及上肢控制阶段的脑瘫儿童用于日常生活与学习摆位。根据脑瘫儿童全身异常肌肉张力的分布，卧姿摆位分为俯卧、仰卧与侧卧，相应辅具分别是俯卧摆位辅具、仰卧摆位辅具与侧卧摆位辅具。

俯卧摆位辅具通常是小滚筒（见图 8-22）、楔形垫（见图 8-23）等。

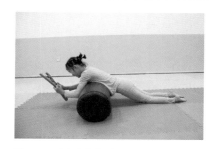 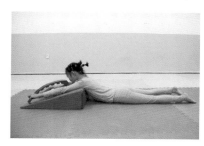

图 8-22　用小滚筒俯卧摆位　　　　　图 8-23　用楔形垫俯卧摆位

仰卧姿摆位使用较少。

侧卧摆位辅具常用的有弹玻泡棉侧卧板（见图 8-24），如果没有侧卧板，在日常生活中也可采用简易物品替代（见图 8-25）。

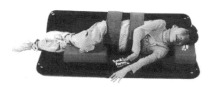 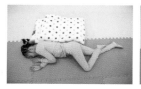

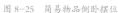

图 8-24　弹玻泡棉侧卧板（来自网络）　　图 8-25　简易物品侧卧摆位

二、坐姿摆位辅具

常用坐姿摆位辅具主要用于吃饭、看电视、欣赏风景、学习等日常生活中的静态摆位活动，称为摆位椅（见图 8-26）；也用于移行中的坐姿摆位需要，称为摆位轮椅（见图 8-27）。根据椅面及椅背是否可调整又可分为固定不变式摆位椅（轮椅）（见图 8-28）与可调节后倾式摆位椅（轮椅）（见图 8-29）。

坐姿摆位时常常需要对脑瘫儿童的身体进行固定，摆位椅上通常配备了安全带和小桌面（见图 8-30），根据脑瘫儿童年龄、神经紧张性反射发育及异常肌肉张力分布特点等选取合适的摆位椅。

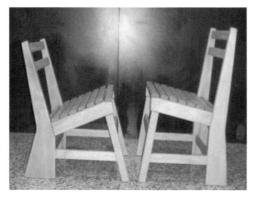

图 8-26 摆位椅

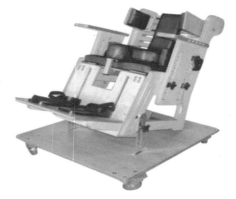

图 8-27 多功能后倾式摆位轮椅

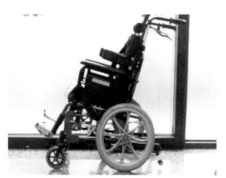

图 8-28 固定不变式摆位轮椅

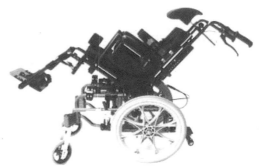

图 8-29 可调节后倾式摆位轮椅

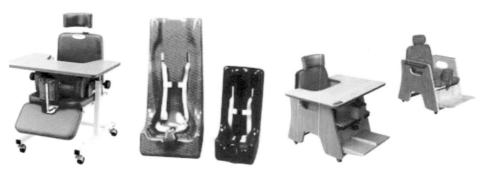

图 8-30 儿童矫正椅

　　根据肌肉张力发展的需要，脑瘫儿童也可以使用楔形垫进行坐姿摆位（见图 8-31）。

───────────

注：图 8-26 至图 8-29 来自叶仓甫讲义，图 8-30 来自网络。

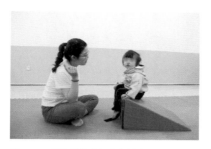

图8-31 用楔形垫进行坐姿摆位

三、站姿摆位辅具

站立姿势常用于运动训练、学习与休闲娱乐情境等，包括俯卧站立姿、仰卧站立姿与直立站立姿，相应辅具为俯卧式站立架（见图8-32）、仰卧式站立架（见图8-33）与直立式站立架（见图8-34）。

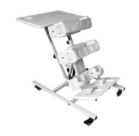

图8-32 俯卧式站立架

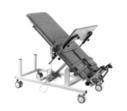

图8-33 仰卧式站立架

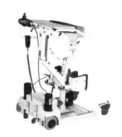

图8-34 直立式站立架

注：图8-32至图8-34来自网络。

结语

《脑瘫儿童动作技能指导》一书主要以 ICF 框架下的个体化全人疗育思想为核心，以现代"动作控制"与"动作学习"理论为基础，以及融合教育、心理、医疗、康复等思想为一体的教育康复学为撰写视角。

本书认为脑瘫儿童的动作康复应该以人为本，以脑瘫儿童的感受（情绪心理）和学习能力为本，把人的感受、体会，以及人与环境中的物与人的关系置于异常肌肉张力、异常姿势和异常动作模式的前面。期待专业人员能够理解，处理稳定的感觉通路、利用反射阶层模式及不变的神经发育顺序，适当操作不自主性紧张性原始反射、姿势反射来带动全身拮抗肌肉张力、肌肉力量的成熟发展（拮抗肌肉张力及肌肉力量的成熟拮抗发展有一定不变的逻辑关系与发展顺序，才能建立成熟拮抗稳定的动作控制），从而促进自主且随意的动作控制能力。随着高阶层功能性能力由上（头颈近端）至下（肢体末梢的远端）的平衡成熟发展，促进近端学习区并维持远端非学习区稳定（中线）构造的排列，就能够持续发展应有的体能，完成 0~6 岁全人综合发展的基础能力。

从个体化全人疗育思想出发，强调神经反射发育与感觉通路、拮抗肌肉张力的成熟、活动体能的增加是平衡发展的，人体是无法切割开来处理各项发展落后的能力及衍生出来的合并症，各种教育康复或治疗的方法应该经过跨专业团队的整合，实施全人疗育需求的评估，从而满足个体化学习能力的需求。同时，强调个体的发展亦能从基础能力的发展跨越到与环境相适应的功能性能力的发展，最终实现 ICF 框架下的个体的可持续性发展主旨和生活功能主旨。

主要参考文献

［1］ Carpenter, M B. 神经解剖学精义 ［M］.陈铎益，译.台北： 合记图书出版社，1984.

［2］ 左明雪.人体解剖生理学 ［M］.北京：高等教育出版社，2003.

［3］ 刘全礼.特殊教育导论 ［M］.北京：教育科学出版社，2003.

［4］ 李树春.小儿脑瘫的康复训练［M］.北京：华夏出版社，1998.

［5］ 林金盾.生理心理学——神经与行为［M］.台北： 艺轩图书出版社，2004.

［6］ 汤盛钦.特殊教育概论——普通班级中有特殊教育需要的学生 [M].上海：上海教育出版社，1998.

［7］ 励建安.临床运动疗法学［M］.北京：华夏出版社，2005.

［8］ 许之屏.运动与儿童心理发展［M］.长沙：湖南师范大学出版社，2005.

［9］ 方俊明.特殊教育学［M］.北京：人民教育出版社，2005.

［10］ 冯观富.情绪心理学［M］.台北：心理出版社，2005.

［11］ 贺丹军.康复心理学［M］.北京：华夏出版社，2005.

［12］ 胡明霞.动作控制与动作学习 ［M］.台北：金名图书有限公司，2006.

［13］ 菲里斯·卫卡特.动作教学——幼儿核心的动作经验［M］.林翠湄，译.南京：南京师范大学出版社，2006.

［14］ 尹文刚.神经心理学［M］.北京：科学出版社，2007.

［15］ 林美桂，黄世峥.人类发展 ［M］.台北：心理出版社，2007.

［16］ 丁建华.肌肉徒手检查技巧［M］.台北：南山堂出版社，2008.

［17］ Nancie R.Finnie. 脑瘫儿童家庭康复管理 [M]. 杨红，王素娟，译 . 上海：上海科学技术出版社，2008.

［18］陈亮，张桂华 . 癫痫患者的家庭养护［M］. 北京：科学技术文献出版社，2008.

［19］钱竞光，宋雅伟，等 . 运动康复生物力学［M］. 北京：人民体育出版社，2008.

［20］汪宜霈 . 感觉统合［M］. 台北：五南图书出版股份有限公司，2009.

［21］林崇德 . 发展心理学［M］. 2 版 . 北京：人民教育出版社，2009.

［22］李晓捷 . 实用小儿脑性瘫痪康复治疗技术［M］. 北京：人民卫生出版社，2009.

［23］William Damon，Richard M.Lerner. 儿童心理学手册［M］. 林崇德，李其维，董奇，译 . 上海：华东师范大学出版社，2009.

［24］陆恒，严春潮，严翀 . 儿童智障［M］. 南京：江苏科学技术出版社，2010.

［25］张文京 . 特殊儿童早期干预理论与实践［M］. 重庆：重庆出版社，2010.

［26］Anne H.Widerstrom. 从游戏中学习——学前融合教育实务的妙点子［M］. 孙世嘉，校阅 . 台北：心理出版社，2010.

［27］梅锦荣 . 神经心理学［M］. 北京：中国人民大学出版社，2011.

［28］皮连生 . 学与教的心理学［M］. 5 版 . 上海：华东师范大学出版社，2009.

［29］萨利·戈达德·布莱斯 . 平衡发展的孩子——运动和幼儿早期学习［M］. 于淑芬，译 . 北京：民主与建设出版社，2011.

［30］Nancy Hamilton，Wendi Weimar，Kathryn Luttgens. 肌动学——人体动作的科学基础［M］. 林文心，洪承纲，徐中盈，等，译 . 台北：合记图书出版社，2012.

［31］李建军，桑德春 . 康复医学导论［M］. 2 版 . 北京：华夏出版社，2012.

［32］乔志恒，华桂茹 . 理疗学［M］. 2 版 . 北京：华夏出版社，2013.

［33］朱平 . 职业康复学［M］. 北京：华夏出版社，2013.

［34］欧耿良，冯琼涵 . 解剖生理学［M］. 台北：合记图书出版社，2013.

［35］桑德春，吴卫红，刘建华．物理疗法与作业疗法概论［M］.2 版．北京：华夏出版社，2013.

［36］刘璇．日常生活技能与环境改造［M］.2 版．北京：华夏出版社，2013.

［37］陈之罡，李惠兰．中国传统康复治疗学［M］.2 版．北京：华夏出版社，2013.

［38］刘克敏，敖丽娟．运动学［M］.2 版．北京：华夏出版社，2014.

［39］恽晓平．康复疗法评定学［M］.2 版．北京：华夏出版社，2014.

［40］周华，崔慧先．人体解剖生理学［M］.7 版．北京：人民卫生出版社，2016.

［41］何成奇．神经康复物理治疗技能操作手册［M］.北京：人民卫生出版社，2017.

［42］林式毂．精神药物手册［M］.3 版．台北：合记图书出版社，2019.

［43］李燕春，胡莹媛，刘建军，等．婴儿脑性瘫痪早期治疗的临床观察［J］.中国康复医学杂志，2002，17（5）：282-283.

［44］饶玉琳．脑瘫患儿的康复护理［J］.护理实践与研究，2010，7（9）：52-54.

［45］康小娟，张立国．小儿脑瘫的康复护理［J］.中国民康医学，2012（20）：2499-2501.

［46］董海锋．重度脑瘫儿童的养护［J］.中国乡村医药，2012，19（3）：82-83.

［47］王永霞．综合康复护理对脑瘫患儿的影响［J］.临床合理用药杂志，2015（26）：115-116.

全人（个体化）疗育评估记录表一

（适用□二、□四型上半身肢障个案）

姓名：_____　生日：__年__月__日　年龄：__岁__月　性别：____

现有粗大动作能力：

□头颈控制：1.□仰卧肢体活动 3 下　　2.□倚物站立可头直立 2 秒

　　　　　　3.□坐立可头直立 2 秒

□躯干控制：4.□俯趴至仰卧翻身 1 下　5.□仰卧至俯趴翻身 1 下

□躯干与上肢控制：6.□双上肢支撑 2 秒　　7.□双手支撑坐 2 秒　8.□

　　跪坐双手支撑 2 秒　9.□俯趴双上肢支撑可交替抬手 3 下　10.□独立

　　坐 2 秒　11.□双手被动扶持站立 2 秒　12.□双手被动扶持高跪 2 秒

　　13.□双手被动扶持跪走 3 步　14.□四点爬姿倒退坐立起 1 次

障碍类型：□痉挛型　□松弛型　□徐动型（□高张　□低张）

　　　　　　□协调不良（共济失调）型

障碍部位：□单瘫　　□截瘫　　□四肢瘫　　□偏瘫___侧

　　　　　　□重复偏瘫___侧

异常肌肉张力分布：□全弯　　　□上弯（垂）下直

　　　　　　　　　□上直下弯　□全直——　□直 1　　□直 2　　□直 3

　　　　　　　　　□全左　　　□全右　　　□上左　　□上右　　□下左

　　　　　　　　　□下右　　　□上左下右（倒 s 形）□上右下左（s 形）

辅具的使用：□侧躺床　□站立架　□三角椅　□特制轮椅　□足踝支架

　　　　　　□矫正鞋　□足弓垫　□鼻胃管　□___侧脑室引流管

　　　　　　□胃造瘘管

内科诊断疾病：□心肺疾病（□服药中　□未服药）　□癫痫（□服药中

　　　　　　　　□未服药）

情绪反应：□敏感　□稳定　语言能力：□无　□构音异常　□差　□正常

认知反应：□正常　□好　指令听从：□佳　□差　□无

自主活动意愿：□高　□中　□低　骨盆畏缩反应：□强　□弱

相关感官知觉能力：<u>视觉</u>：□正常　□异常（□斜视　□弱视）

　　　　　　　　<u>听觉</u>：□正常　□异常___分贝

　　　　　　　　<u>手触觉</u>：□防御　□迟钝　□依赖

　　　　　　　　<u>前庭觉</u>：□敏感__项　　　□稳定

主要问题	1.□心理不安全感与紧张情绪影响　□癫痫药物影响：□各项能力发展　□学习意愿　□全身异常肌肉张力发展　□双侧肢控制能力平衡发展　□动作控制□_____ 2.□臀背部伸展肌张力不足；□骨盆及腹部屈曲肌张力不足　影响_____动作发展 3.□双侧髋及膝关节紧张性（畏缩）肌张力高（__重于__） □双侧□单侧膝屈曲肌__度紧缩（__重于__） □双侧□单侧膝__度膝反张（__重于__）
训练计划	□非指令听从型　□积极症状处理型（肌张力低下、活动体能差；神经反射迟钝、感觉通路异常） 中线活动的摆位姿势：□双侧侧躺姿　□站立姿　□跪立姿　□俯趴姿　□坐立姿 1.
短期目标	
长期目标	
训练摘要：	

负责疗育者：_____　　督导疗育师：_____　　评估日期：_____年__月__日

全人（个体化）疗育评估记录表二

（适用□二、□三型下半身肢障个案）

姓名：_____　生日：_____年__月__日　年龄：__岁__月　性别：___

现有粗大动作能力：

□骨盆控制：1.□四点爬姿2秒　2.□爬行3步　3.□双手扶物高跪2秒

　　4.□双手扶物跪走3步　5.□单手扶持跪走3步　6.□独立高跪姿2秒

　　7.□独立跪走3步　8.□单手扶物站立交替抬脚3下　9.□独立倒退

　　跪走3步　10.□单手扶物交替半跪3下　11.□单脚独立半跪姿2秒

　　12.□独立交替半跪3下　13.□独立行走3步

□下肢控制：14.□单脚半跪站立起1次　15.□蹲姿2秒　16.□双脚连

　　续蹲站2下　17.□蹲走3步　18.□单脚站5秒　19.□蹲跳2下

　　20.□单脚跳5下

障碍类型：□痉挛型　□松弛型　□徐动型（□高张　□低张）

　　　　　□协调不良(共济失调)型

障碍部位：□单瘫　□截瘫　□双瘫　□偏瘫___侧　□重复偏瘫___侧

异常肌肉张力分布：□上直下弯　□全直——□直2　□直3（□直1

　　　　　　　　　□直2　□直3）　□全左　□全右　□上左　□上右

　　　　　　　　　□下左　□下右　□上左下右(倒s形)　□上右下左(s形)

辅具的使用：□站立架　□轮椅　□足踝支架　□矫正鞋　□足弓垫　□__

内科诊断疾病：□心肺疾病（□服药中　□未服药）　□癫痫（□服药中

　　　　　　　□未服药）

情绪反应：□敏感　□稳定　语言能力：□无　□构音异常　□差　□正常

认知反应：□正常　□好　　指令听从：□佳　□差　□无

自主活动意愿：□高　□中　□低　　骨盆畏缩反应：□强　□弱

相关感官知觉能力：<u>视觉</u>：□正常　　□异常（□斜视　　□弱视）

<u>听觉</u>：□正常　　□异常___分贝

<u>手触觉</u>：□防御　　□依赖（代偿）

<u>前庭觉</u>：□敏感__项　　　　□稳定

主要问题	1.□心理不安全感与紧张情绪影响　□癫痫药物影响　□双侧肢控制能力平衡发展　□动作控制（□全身□骨盆、下肢　□下肢）异常肌肉张力发展　□手部代偿反应　□学习意愿　□_____ 2.□骨盆及下肢伸展肌力不足　□骨盆及下肢屈曲肌力不足（__重于__） 3.□双侧髋及膝关节紧张性（畏缩）肌张力高（__重于__） 　□双侧膝屈曲肌__度紧缩（__重于__）　□双侧膝__度膝反张（__重于__） 4.□双小腿尖足肌群（比目鱼肌／腓肠肌）__度紧缩（__重于__）
训练计划	□指令听从型（前庭稳定与口令要求）　□非指令听从型（视觉模仿与数数制约模式） 中线活动的摆位姿势：□站立姿　□跪立姿　□蹲姿　□俯趴姿　□坐立姿 1.
短期目标	
长期目标	
训练摘要：	

负责疗育者：_____　　督导疗育师：_____　　评估日期：_____年__月__日

全人（个体化）疗育评估记录表三

（适用□一、□四型等学习障碍个案）

姓名：_____　生日：_____年__月__日　年龄：__岁__月　性别：___

骨盆控制现有能力：□（诱）坐20度摆位椅　□（诱）坐楔形垫　1.□（诱）扶物高跪姿2秒　2.□（诱）独立高跪姿2秒　3.□（诱）跪走3步　4.□（诱）单手扶持各单脚半跪姿1下　5.□（诱）单手扶持交替半跪3下　6.□（指）前进跪走3步　7.□（指）倒退跪走3步　8.□（指）交替半跪3下　9.□（指）交替半跪及覆诵数1—10(有语言能力一心数用)　10.□（指）交替半跪及覆诵发音数1—10(无语言能力一心数用)　11.□（指）交替半跪及自主数1—10　12.□（指）交替半跪及诱导建立1—10数量概念

下肢控制现有能力：（全部指令下能力及目标；无顺序性可勾选已通过目标）

13.□各单脚稳定半跪姿站立起1下　14.□交替半跪及正确抬手、数1—10(一心数用)　15.□扶地蹲姿2秒　16.□独立蹲姿2秒　17.□连续蹲站2次　18.□扶地向前蹲走3步　19.□扶地向后蹲走3步　20.□独立向后蹲走3步　21.□四点爬姿交替抬脚、手及倒数10—1(一心数用)　22.□各单脚站5秒　23.□连续向前蹲跳2下　24.□连续原地稳定蹲跳2下　25.□四点爬姿交替抬脚、手各维持10秒及倒数10—1(一心数用)　26.□各单脚原地连续跳5下及各维持5秒控制

障碍类型：□松弛型　□痉挛型　□协调不良（共济失调）型　□徐动型

障碍部位：□双瘫　　□偏瘫___侧　□重复偏瘫___侧

异常肌张力分布：□上直下弯　□全直——　□直1　□直2　□直3

辅具的使用：□_____

内科诊断疾病：□心肺疾病　□癫痫（□服药中　□未服药）　□精神（□服药中　□未服药）

情绪反应：□敏感　□稳定　语言能力：□无　□构音异常　□差　□正常

认知反应：□正常　□好　指令听从：□佳　□差

自主活动意愿：□过高（多动）　□中　□低　骨盆畏缩反应：□强　　□弱

相关感官能力：<u>视觉</u>：□正常　□异常（□斜视　□弱视）

　　　　　　　<u>听觉</u>：□正常　□异常＿＿分贝

　　　　　<u>手触觉</u>：□防御　□依赖

　　　<u>嗅觉、味觉</u>：□敏感　□稳定

　　　　<u>前庭觉</u>：□敏感＿＿项　□稳定

主要问题	1. 心理不安全感与紧张情绪影响：□动作、□认知、□语言　能力学习发展与学习意愿…… 2. **骨盆下肢**　□屈曲　□伸展 本体觉及肌力不足影响粗大及精细动作控制…… 3. □双侧　□＿侧膝　□轻度　□中度　□重度膝反张（＿重于＿） 4. □双侧　□＿侧小腿尖足肌群　□轻度　□中度　□重度紧缩（＿重于＿）
训练计划	个案学习模式：□指令听从型　□非指令听从型（视觉模仿与诱导制约模式） 中线活动的摆位姿势：□坐姿　□跪立姿　□蹲姿　□四点爬姿　□俯趴姿 　　　　　　　　　　□仰躺姿 1. 坐姿：□坐＿度摆位椅　□＿公分楔形垫以增屈曲本体觉、学习专注力、手功能…… 2. 3.
短期目标	
长期目标	
训练摘要： 1. 创造个案个别喜好增强物及活动模式（个别化视觉、听觉、嗅觉、味觉及手部活动刺激） 2. 尊重动作自主学习意愿，少量多次，循序渐进及简单至复杂的学习要求 3. 营造轻松学习情绪，以动作示范取代口头指令要求	

负责疗育者：＿＿＿＿＿＿　督导疗育师：＿＿＿＿＿＿　评估日期：＿＿＿＿年＿＿月＿＿日